Docteur JEAN D'AUTEUIL

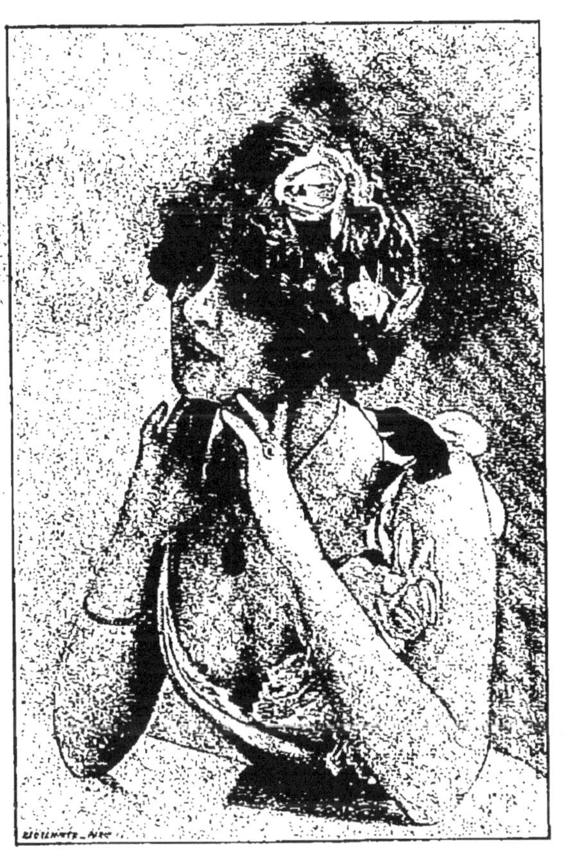

A Travers la Beauté

HYGIÈNE ET BEAUTÉ
de
la Femme

SECRETS INÉDITS

Sur la beauté
des femmes célèbres d'autrefois
et d'aujourd'hui

CINQUIÈME ÉDITION

DOCTEUR JEAN D'AUTEUIL

A TRAVERS LA BEAUTÉ

HYGIÈNE ET BEAUTÉ DE LA FEMME

AVEC DE NOMBREUX

SECRETS INÉDITS

SUR LA BEAUTÉ DES FEMMES CÉLÈBRES D'AUTREFOIS
ET D'AUJOURD'HUI

O toute-puissante Cypris, toi seule
Règnes sur le cœur des hommes et des dieux
(SIENKIEWICZ. — *Quo Vadis.*)

CINQUIÈME ÉDITION REVUE ET AUGMENTÉE

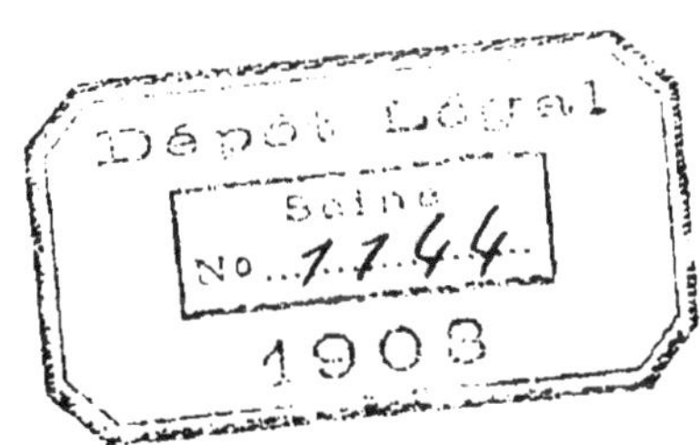

EN VENTE

DANS TOUTES LES LIBRAIRIES IMPORTANTES DE FRANCE ET DE L'ÉTRANGER

ET A LA SOCIÉTÉ ATHÉNA

14 ET 16, RUE DES PETITS-HÔTELS (Xe Arrondissement)

PARIS

TABLE DES MATIÈRES

IMPRIMERIE CHAIX, RUE BERGÈRE, 20, PARIS. — 2230-2-03. — (Encre Lorilleux).

A

MADAME DE T...

Hommage de respectueuse amitié.

PRÉFACE

LETTRE A MADAME DE T...

MADAME,

Vous voudrez bien me permettre de vous dédier ce livre consacré à la beauté de la femme, la plus parfaite, sinon l'unique beauté que nous connaissions.

Des esprits chagrins ne manqueront pas d'objecter que le sujet n'est point nouveau. Beaucoup l'ont abordé avant moi, je le sais, et plusieurs y ont montré un très réel talent. Mais, est-ce là une raison suffisante pour ne plus le traiter ? Est-il d'ailleurs, ainsi que le remarquait La Bruyère, un seul sujet de quelque importance qui, depuis sept mille ans que le monde existe et que l'on écrit, n'ait pas été traité avant nous?

Du reste, s'il est vrai que la femme a toujours été belle — les œuvres immortelles des sculpteurs et des peintres, comme celles non moins impérissables des poètes et des historiens sont là pour en témoigner — il est incontestable, néanmoins, que chaque époque lui imprime son caractère particulier, de même que chaque climat lui façonne un genre spécial de beauté.

Il me suffira de faire observer enfin que ce livre n'est pas un simple hommage rendu à l'émouvante grâce féminine : il renferme, en effet, une foule de renseignements pratiques pour l'entretien et le développement de la beauté.

Ces renseignements, je les ai demandés, pour la plupart, à l'Histoire. Mes recherches n'ont pas seulement porté sur les temps modernes : j'ai compulsé minutieusement l'histoire de l'antiquité, et mon étonnement a été grand, de voir que beaucoup de Recettes de beauté des femmes célèbres de nos jours nous ont été transmises par les femmes de l'antiquité.

Athènes et Rome sont les foyers de la beauté féminine qui rayonnent à travers l'Histoire de tous les temps : tel produit qu'on nous présente aujourd'hui comme une invention merveilleuse n'est, le plus souvent, que la reproduction imparfaite d'un produit similaire de la Grèce ou de Rome.

J'ai indiqué, sans prétention aucune et sans chercher à éblouir mes lecteurs par une érudition facile, les précautions à prendre pour conserver et accroître la beauté. Lorsqu'il m'arrive de recommander un produit, je ne le fais qu'en m'appuyant sur des faits indéniables, faits que j'ai relevés généralement dans l'Histoire de notre pays ou dans celle de l'antiquité.

Je livre donc au public ce travail consciencieux avec l'espoir que sa lecture l'intéressera et avec la conviction qu'il pourra en tirer un sérieux profit.

En plaçant cet ouvrage sous votre haut patronage, j'ai voulu, Madame, rendre un respectueux hommage à la pénétrante beauté, à l'exquise grâce et aux remarquables qualités intellectuelles qui font de vous — le mot n'est

pas ici trop fort et vous voudrez bien me le
pardonner quel que soit l'abus qu'on en fait —
la *reine* des salons où vous fréquentez.

Docteur JEAN D'AUTEUIL.

A la Préface qu'on vient de lire, qu'il me
soit permis d'ajouter quelques mots en livrant
au public cette nouvelle édition d'un ouvrage
qui, bien que succinct, résume un labeur de
plusieurs années, de longues et minutieuses
recherches, des conclusions nettes et précises
d'expériences rigoureusement scientifiques.

Je dois, tout d'abord, de vifs remerciements
au public pour l'accueil sympathique fait à
mon livre dont les précédentes éditions ont été
épuisées en un an. Merci, en particulier, à mes
illustres confrères de tous pays qui ont bien
voulu m'honorer et m'encourager de leurs suffrages, tout en facilitant ma tâche chaque fois
que, pour mieux me documenter, je faisais
appel à leur savoir ou à leur expérience. Merci
surtout à toutes les aimables lectrices — elles
sont légion — dont les compliments, trop flat-

teurs pour que je les imprime ici, bien qu'elles m'y aient souvent autorisé, m'ont été on ne peut plus sensibles et m'ont parfois apporté, sur de lointaines rives, où j'ai vogué de longs mois, le parfum délicieux de leur reconnaissance.

J'ose espérer que cette nouvelle édition, qui a été soigneusement revue et dans laquelle j'ai ajouté un nombre important de précieuses et économiques Recettes, obtiendra un succès plus vif encore que ses devancières et atteindra le but vers lequel tendent tous mes efforts : aider à la conservation et au développement de l'idéale beauté féminine.

D. J. D'A.

A TRAVERS LA BEAUTÉ

I

PHYSIOLOGIE ET PSYCHOLOGIE DE LA FEMME.

SON ROLE SOCIAL.

Jugements portés sur la femme par les poètes, les philosophes
et les moralistes. — Qualités particulières de la femme. —
Son origine mythologique. — Femmes célèbres par leur force
de caractère : guerrières, reines, femmes de la Révolution.
— La femme à travers les âges. — La femme et les religions.
— La femme chez les divers peuples. — La femme d'aujour-
d'hui. — Son rôle social. — Féminisme. — Triomphe de
Cypris.

> Femmes, anges mortels, création divine !
> Seul rayon dont la vie un moment s'illumine
>
> V. HUGO.

De tous les êtres de la création, la femme est, sans
conteste, le plus gracieux et le plus séduisant, tant
au point de vue physique qu'au point de vue moral.
Son corps est la forme la plus émouvante de la

nature. Au moral, cette étonnante créature est un phénomène perpétuel : ainsi que l'a observé Jouy, « sa chasteté soutient les mœurs et fait fleurir la société ; son impudicité énerve le courage des hommes et détruit la morale publique. Puissance de bien et de mal, d'amour et de haine, de peine et de plaisir, elle est à la fois le mobile, le régulateur et la force perturbatrice de la nature humaine. »

Un vieux proverbe dit, à propos de toute action importante, bonne ou mauvaise : « Cherchez la femme ! » L'expérience démontre, en effet, que les vertus comme les vices, l'héroïsme comme l'opprobre, sont l'ouvrage de la femme. Cet être si faible, par la débilité de son organisme, se prête admirablement à toutes les impressions, les augmente, les exalte et les communique par son exquise sensibilité.

De cette mobilité des facultés de la femme, de cette puissante force d'imitation qui en est la conséquence, se forme un être mystérieux que nul ne se peut flatter de connaître exactement. Aussi, ceux qui ont voulu définir la femme ont-ils porté sur elle des jugements contradictoires.

*
* *

Les poètes ont, en général, exalté la beauté du corps féminin et les qualités d'esprit et de cœur de la femme.

> Délices du corps féminin,
> Seules immortelles délices,
> Source où s'abreuvent nos supplices,
> Fleur au délicieux venin !

A. SILVESTRE.

Un assez grand nombre de philosophes et de moralistes, et quelques poètes aussi, ont jugé sévèrement les femmes.

De ce nombre est Hésiode, poète grec qui, après avoir raconté l'origine mythologique (1) de la femme, ajoute :

« Telle fut l'origine des femmes, sexe timide et

---

(1) D'après Hésiode, Jupiter ordonna à son fils Vulcain, dieu du feu, de former avec de l'argile le corps d'une jeune vierge. Minerve rehaussa la beauté de cette vierge en la ceignant d'une écharpe argentée, de guirlandes de fleurs, et en plaçant sur sa tête une couronne d'or. Jupiter la conduisit ainsi parée devant les dieux assemblés, qui furent frappés d'étonnement et d'admiration devant cette belle créature ; aussi, la comblèrent-ils de dons.

Vulcain l'envoya alors à Prométhée, créateur de l'homme, avec une boîte renfermant tous les maux qui devaient se répandre sur la terre. Prométhée, soupçonnant que Vulcain lui tendait un piège, refusa de recevoir la femme. Mais l'imprudent Épiméthée, son frère, saisi d'admiration devant l'œuvre de Vulcain, s'empressa d'accepter la boîte que lui tendait l'adorable créature, et il l'ouvrit. Tous les maux qu'elle renfermait s'en échappèrent aussitôt, et, lorsque Épiméthée la referma, il ne restait au fond que l'espérance, seul bien qui soit resté aux mortels.

Cette jeune vierge, que les dieux avaient nommée Pandore, devint l'épouse d'Épiméthée et la mère du genre humain.

funeste, fléau des mortels, compagnes fidèles dans l'opulence, inconstantes dans l'infortune. Elles ressemblent aux avides frelons qui dévorent le miel des abeilles. Jupiter les a données à l'homme pour doubler le poids de ses fatigues. »

Ce peu galant poète veut bien reconnaître, toutefois, que « la crainte de ce mal fait tomber dans un pire, et que les hommes qui évitent de se marier parcourent l'âpre sentier de la vieillesse sans l'appui d'une main tendre et amie ». Il avoue, de plus, « qu'on trouve des femmes d'un esprit sage et d'un cœur aimant ».

Le spirituel Piron a dit des femmes beaucoup de bien et beaucoup de mal, ainsi qu'il l'a fait, du reste, pour presque toutes choses. Nos lectrices ne nous en voudront pas — elles ont trop d'esprit pour cela — de citer de lui ces stances :

La femme est un sot animal.
Le pécheur à qui Dieu veut mal,
Dit le sage, est amoureux d'elle.
Oui, ce feu qui paraît si doux
Est la marque la plus cruelle
Qu'on ait du céleste courroux.

Que ne peut le sexe adoré !
Nous périssons, bon gré, mal gré,
Lorsque ce démon nous possède :
Notre cœur, notre âme en dépend ;
Honneur, étude, tout y cède :
L'âge vient, et l'on s'en repent.

> Ce penchant n'apporte aucun fruit ;
> L'amant, toutefois, jour et nuit
> Veille, va, revient, se démène :
> Cela s'appelle, en vérité,
> Chercher, avec bien de la peine,
> Les malheurs de l'oisiveté.

Le bon poète Legouvé a écrit de très jolis vers sur la femme ; citons notamment ceux-ci :

> Le bouillant Juvénal, aveugle en sa colère ;
> Despréaux, moins fougueux et non pas moins sévère,
> Contre un sexe paré de vertus et d'attraits,
> Du carquois satirique ont épuisé les traits.
> De ces grands écrivains je marche loin encore ;
> Mais j'ose, défenseur d'un sexe que j'honore,
> Opposant son empire à leur inimitié,
> Célébrer des humains la plus belle moitié.

*
* *

En réalité, les poètes qui ont dit le plus de mal de la femme sont ceux qui l'ont le plus aimée. Si leur verve s'est exercée parfois contre elle, c'est qu'ils avaient été blessés cruellement au jeu de l'amour et, le plus souvent, blessés par leur propre faute.

La femme est incontestablement supérieure à l'homme par les qualités de sensibilité du cœur, l'esprit de dévouement et de sacrifice, l'amour du foyer, la finesse de l'esprit. A La Rochefoucauld qui avait dit : « L'esprit de la plupart des femmes sert plus à fortifier leur folie que leur raison », Voltaire a répondu avec justesse que « tous les raisonnements des hommes ne valent pas un sentiment d'une femme ».

Sans doute, il est, dans l'Histoire, des femmes dont le rôle a été néfaste ; mais combien d'autres ont exercé sur les hommes au pouvoir une heureuse influence ! C'est, d'ailleurs, comme l'a dit La Bruyère après Sénèque, le propre des femmes d'être extrêmes : elles sont meilleures ou pires que les hommes.

Bien que les qualités particulières de la femme ne la destinent pas à exercer le gouvernement, pas plus qu'à accomplir ce qu'on est convenu d'appeler des actes de bravoure, combien de femmes se sont, en cela, montrées les égales des hommes ! Zénobie, reine de Syrie, battit les Romains en Égypte et en Perse. Avant elle, Sémiramis, reine d'Assyrie, remporta, en personne, plusieurs victoires ; elle fut l'effroi des monarques d'Asie ; elle ôta ou donna le sceptre à plus d'un roi. Tomrys, reine des Scythes, vainquit Cyrus. Dans des temps plus rapprochés de nous, Blanche de Castille, Élisabeth d'Angleterre, Catherine II de Russie et la reine Victoria d'Angleterre furent des souveraines de tout premier ordre. Faut-il rappeler les noms de Jeanne d'Arc, Jeanne Hachette et de toute cette pléiade de femmes qui, durant la Révolution, montrèrent un héroïsme digne des stoïciens de l'antiquité ? C'est Mme Le Fort qui obtient la permission de voir son mari dans la prison, échange ses habits contre ceux de son époux, et le fait ainsi s'échapper du cachot où les sanguinaires hommes de 1793 l'avaient enfermé. C'est Mme Rolland qui défend elle-même, à la barre de la Convention, son mari, ancien ministre, et qui donne, en montant à l'échafaud, le plus bel exemple de dignité, de calme et de sang-froid. C'est Mme Élisabeth qui reste à côté de Louis XVI et de Marie-Antoinette, au lieu de rejoindre ses frères à l'étranger, et qui paie de sa tête cette noble tendresse fraternelle. C'est Mlle de Sombreuil dont un poète a célébré par les vers suivants la magnanime action :

Dans le sommeil des lois, dans l'effroi du sénat,
Des monstres, qu'irritaient Bacchus et les Furies,
Aux prisons en hurlant portent leurs barbaries.
Ils mêlent sous leurs coups les sexes et les rangs ;
Ils jettent morts sur morts, et mourants sur mourants ;
Tout frémit... Une fille, au printemps de son âge,
Sombreuil, vient, éperdue, affronter le carnage :
« C'est mon père, dit-elle, arrêtez, inhumains ! »
Elle tombe à leurs pieds : elle baise leurs mains,
Leurs mains teintes de sang ! C'est peu : doublant
[d'audace,
Tantôt elle retient un bras qui le menace,
Et tantôt, s'offrant seule à l'homicide acier,
De son corps étendu le couvre tout entier.
Elle dispute aux coups ce vieillard qu'elle adore ;
Elle le prend, le perd et le reprend encore.
A ses pleurs, à ses cris, à ce grand dévouement,
Les meurtriers émus s'arrêtent un moment :

Elle voit leur pitié, saisit l'instant prospère ;
Du milieu des bourreaux elle enlève son père,
Et traverse les murs ensanglantés par eux,
Portant ce poids chéri dans ses bras généreux.

. . . .

*
* *

Il était naturel que le sexe masculin se décernât la palme de la supériorité, au temps surtout où la force corporelle était souveraine maîtresse. Aussi, n'y a-t-il point failli. Le grand Aristote lui-même ne considérait la femme que comme un homme imparfait, un individu malheureux et débile, qui n'a reçu d'autre don que l'impuissance et dont le seul rôle est de charmer les loisirs de l'homme.

La théorie de la sélection sexuelle, telle qu'elle résulte des travaux de Darwin, présuppose encore dans l'individu masculin une supériorité physique. Velpeau considérait les femmes comme étant les êtres dégénérés d'une masculinité primitive.

La science a enfin démontré la fausseté de toutes ces théories. Elle a établi que les deux sexes sont absolument distincts l'un de l'autre et que le sexe féminin ne saurait provenir d'une déviation du sexe masculin. La constitution de l'homme est, il est vrai, plus forte que celle de la femme. Mais celle-ci a des traits plus fins et plus déliés, plus de grâce dans les attitudes, la peau d'un tissu plus délicat, des yeux où se peignent, mieux que dans ceux de l'homme, la tendresse, la douceur et la sensibilité ; des contours plus gracieux, un teint plus frais et des formes mieux arrondies qui, dans leur ensemble, forment la plus heureuse harmonie qui puisse se concevoir.

La femme, ai-je dit, a une puissante force d'imitation. Son caractère particulier est de s'imprégner, en quelque sorte, du milieu qui l'entoure, en lui prêtant son charme et sa grâce.

Ce don spécial explique les contrastes si étranges que présente l'histoire des femmes chez les divers peuples : elles sont odalisques voluptueuses dans les harems de l'Orient, esclaves parmi les sauvages, timides servantes chez les Indiens, guerrières chez les Spartiates, épouses, maîtresses ou reines chez les peuples civilisés de l'Occident.

La condition primitive des femmes, chez les peuplades sauvages, est dure et précaire, comme celle de leurs maris : elles suivent parfois ceux-ci à la guerre ou à la chasse ; mais, le plus souvent, elles se bornent à préparer les aliments, à s'occuper de tous les soins du foyer et à élever les enfants.

Dès que l'esprit religieux s'introduit chez un peuple, les femmes prennent un rôle prépondérant : c'est ainsi qu'on les a vues tour à tour pythonisses, magiciennes, dévedavassies. Chez les premiers Égyptiens, elles rendent des oracles, tandis qu'elles opèrent des miracles chez les Romains et que, dans l'Inde, elles s'élancent dans les bûchers à la voix des brahmanes.

Les femmes hellènes eurent une place à part dans

l'antiquité. On les adorait comme belles et on les respectait comme mères. Elles étaient néanmoins, aux yeux des philosophes, de beaucoup inférieures aux hommes, et la jalousie des Grecs les tenait à l'écart de tous les plaisirs publics; mais ce joug honorable ne pesait pas sur une catégorie de femmes (les courtisanes ou hétaïres), qui partageaient tous les plaisirs des hommes. Par suite d'un état d'esprit qu'il nous est assez difficile de nous représenter avec nos mœurs actuelles, les Grecs ne voyaient rien de déshonorant dans l'exercice de la profession de courtisane; c'est ce qui explique pourquoi de grands philosophes recherchaient la compagnie des hétaïres d'Athènes.

Les femmes des premiers âges de la République romaine jouissent d'une plus grande liberté que les Grecques et elles exercent une plus grande influence dans la société.

Le christianisme accomplit une grande révolution dans le sort des femmes : la charité, la sensibilité, la pitié, le respect pour la faiblesse corporelle et pour la souffrance, qualités inconnues du paganisme, deviennent des vertus chrétiennes, et elles sont tout à l'avantage de la femme. Mais, en même temps qu'il faisait de l'âme l'image de Dieu, le christianisme enseignait que le corps n'était que « poussière », qu'il était destiné à redevenir « poussière » et ne méritait pas le culte qu'avaient pour lui les païens. Dans la religion des Grecs et des Romains, en effet, les dieux se laissaient séduire par la beauté du corps féminin, et les amours du dieu de l'éloquence pour Daphné, comme celles du dieu du tonnerre pour Léda, étaient reconnues au nombre des choses sacrées.

La religion chrétienne, tout en faisant d'une vierge la mère du seul vrai Dieu, et en attachant le caractère de sainteté à plusieurs femmes, ne reconnaît plus qu'un seul culte, celui de Dieu, et il condamne le culte des Grecs et des Romains pour la femme, culte qui se manifestait par des fêtes à Aphrodite ou Vénus.

Chez les peuples du Nord, le nombre de femmes étant moindre que celui des hommes, les guerriers barbares du Septentrion se disputaient souvent jadis, dans de terribles combats, la possession d'une femme, et ils voyaient, dans cette compagne achetée au prix du sang, un objet de vénération. Parmi les peuples orientaux, au contraire, la femme a dû, de tout temps, se plier aux lois de la polygamie.

Lorsque les peuples du Nord assaillirent Rome et la Gaule, aux vi⁰ et viii⁰ siècles, leurs mœurs, se confondant avec les idées chrétiennes, amenèrent la ruine de la civilisation antique, mais elles contribuèrent au relèvement moral de la femme.

La féodalité entrava, au moyen âge, l'évolution des droits de la femme, surtout lorsque les droits d'aînesse et de masculinité furent consacrés par la loi. Cependant, grâce à l'institution de la chevalerie, la rigueur des lois et mœurs vis-à-vis des femmes fut quelque peu adoucie. Mais la royauté reprend peu à peu toute l'autorité, s'arroge tous les privilèges et ne reconnaît, pour ainsi dire, aucun droit à la femme. Celle-ci n'en continue pas moins, malgré l'état d'infériorité dans lequel la place la loi civile, à exercer une influence réelle sur les hommes et les événements. On écrirait plusieurs volumes, si l'on voulait étudier l'influence qu'exercèrent les femmes, épouses ou favorites, sur les actes des monarques.

Dans la société actuelle, la femme ne jouit encore **que de** droits forts limités : mariée, elle reste sous la **tutelle** de l'époux ; célibataire ou veuve, elle n'exerce **qu'un** petit nombre des droits du citoyen. Beaucoup de sociologues et non des moins distingués, demandent que le code traite de la même façon l'homme et **la femme.**

Sans méconnaître que certaines réformes préconisées par les écrivains *féministes* auraient d'heureux résultats pour la femme, j'estime qu'elle trouvera toujours plus de joie et de bonheur dans son rôle d'épouse et de mère, que ne saurait lui en apporter l'exercice des droits de citoyenne.

La vanité, qu'on la décore du nom d'ambition ou de celui de gloire, est le lot de l'homme. L'amour est plus particulièrement l'apanage de la femme. La mission spéciale de la compagne de l'homme est, en

effet, de plaire, de charmer, d'aimer et d'être aimée.
C'est pourquoi, il est de son devoir de faire tout ce
qui peut contribuer à la rendre plus désirable, c'est-
à-dire à la rendre plus belle. Que peut-elle vouloir,
d'ailleurs, qui lui procure plus de satisfactions qu'elle
n'en trouve lorsqu'elle aime et surtout lorsqu'elle est
aimée, car, ainsi que le dit un proverbe du moyen
âge, « Aymer est bon, mieulx, ce semble estre aymé.
L'ung est servir et l'autre dominer » ?

Du reste, si elle est aimée, est-il bien sûr que la
femme se trouve, dans la réalité des faits, dans cet
état d'infériorité où l'ont placée les législateurs? N'est-
ce point l'homme, ce « roi de la création », qui est
souvent l'inférieur de la femme, son humble esclave,
l'instrument de ses désirs, de ses caprices? Même
dans la société romaine, Pétrone, l'un des person-
nages du roman *Quo Vadis* de Sienkiewicz, n'a-t-il
pas raison de s'écrier :

« O toute-puissante Cypris (1), toi seule règnes
sur le cœur des hommes et des dieux! »

---

(1) Cypris, l'un des surnoms de l'Aphrodite des Grecs et de la
Vénus des Romains, déesses de la Beauté et de l'Amour.

II

ÉDUCATION ET HYGIÈNE GÉNÉRALE DE LA FEMME.

Influence de l'hygiène sur la beauté de la femme. — Éducation de la jeune fille. — Influence maternelle. — Exemples historiques: Napoléon Ier, Charles IX, Henri IV, Louis XIII, Louis XIV, Corneille, Voltaire. — La jeune fille scandinave. — Amour. — Mariage. — Excès de toutes sortes.

Gresset a dit avec raison :

> Il est une déesse,
> Plus agile qu'Hébé, plus fraîche que Vénus ;
> Elle écarte les maux, les langueurs, la faiblesse ;
> Sans elle la beauté n'est plus.

Et cette déesse, c'est l'hygiène.

L'hygiène est, en effet, la première condition pour la conservation de la beauté, puisqu'elle est le meilleur préventif contre la maladie et que celle-ci est le plus cruel ennemi de la beauté.

La femme est guettée aux diverses époques de sa vie, et plus particulièrement aux époques dites « critiques », par une foule de maladies.

D'une constitution délicate, elle a une enfance souvent troublée par la maladie. Elle a le rôle le plus important dans la reproduction ; mais, si ce rôle est flatteur, il entraîne de graves inconvénients.

On ne saurait donc trop recommander aux femmes d'user de tous les moyens que l'hygiène met à leur disposition pour se prémunir le plus possible contre les maladies.

Chez la jeune fille, « cette lueur de rêve qui n'est pas encore une statue », il convient de diriger l'éducation en vue de favoriser le développement de sa constitution physique et de ses qualités morales.

Les Anciens, qui étaient si jaloux de la beauté du corps, soumettaient les jeunes filles, aussi bien que les garçons, à de nombreux exercices corporels. Dans les *gymnases* de l'antiquité, et notamment dans ceux de Sparte, les jeunes gens des deux sexes se livraient à de violents exercices dont le résultat était la formation de ces grâces et de cette beauté parfaite dont la Vénus de Milo, la Vénus de Médicis et tant d'autres chefs-d'œuvre inimitables de l'antiquité nous offrent la copie.

Dans ces dernières années, l'éducation physique des jeunes filles a fait quelques progrès. Mais nous sommes encore loin d'égaler les anciens, et il reste beaucoup à faire à cet égard.

** **

L'éducation morale de la jeune fille n'exige pas moins de soins que son éducation physique, et le meilleur guide de l'enfant sera, en cela, l'instinct de la mère. On ne saurait donc trop conseiller aux mères de famille de conserver auprès d'elles leurs enfants aussi longtemps que possible, au lieu de les mettre en pension.

L'influence maternelle sur le caractère de l'enfant est immense. « L'avenir d'un enfant, disait Napoléon Iᵉʳ, est toujours l'ouvrage de sa mère », et le grand empereur se plaisait à répéter qu'il devait à la sienne d'être monté si haut. L'Histoire justifie pleinement ces paroles. Charles IX et Henri IV ne reflétèrent-ils pas, en effet, les qualités et les passions de Catherine de Médicis et de Jeanne d'Albret? Louis XIII ne fût-il pas comme sa mère, faible, ingrat, toujours révolté et toujours soumis? Ne reconnaît-on pas dans Louis XIV les passions de l'Espagnole Anne d'Autriche, avec ses galanteries tout à la fois romanesques et sensuelles, ses terreurs de dévôt, son orgueil de desposte, sa fierté tout ibérique?

La mère de Corneille était une femme à l'âme grande, à l'esprit élevé, aux mœurs sévères, tandis que la mère de Voltaire fut railleuse, spirituelle, coquette et galante. N'est-ce point encore que l'on retrouve dans les fils de ces deux femmes l'empreinte des qualités de la mère ?

Il appartient à la mère de diriger les premiers élans du cœur de la jeune fille, de ne pas lui laisser ignorer les amertumes qu'elle rencontrera dans l'amour, « cette fleur sombre, pleine de parfums et de poisons » (1),

> ... ce monstre cruel qui déchire les cœurs,
> Qui trouble maint État, détruit mainte famille,
> Se nourrit de soupirs, se baigne dans les pleurs » (2).

. . . .

Elle ne doit pas non plus, en dépit du préjugé commun, lui cacher ce que l'amour a de noble, a de beau. Il importe d'autant plus que la mère instruise à ce sujet la jeune fille que celle-ci, lorsque vient

----

(1) V. Hugo.

(2) La Fontaine.

Citons encore, de ce dernier auteur, les strophes suivantes:

> Tout l'univers obéit à l'Amour ;
> Belle Psyché, soumettez-lui votre âme.
> Les autres dieux à ce dieu font la cour,
> Et leur pouvoir est moins doux que sa flamme.
> Des jeunes cœurs, c'est le suprême bien :
> Aimez, aimez, tout le reste n'est rien.
> Sans cet amour, tant d'objets ravissants,
> Lambris dorés, bois, jardins et fontaines,
> N'ont point d'appâts qui ne soient languissants,
> Et leurs plaisirs sont moins doux que ses peines.
> Des jeunes cœurs, c'est le suprème bien :
> Aimez, aimez, tout le reste n'est rien.

l'âge de la nubilité, est portée, par un besoin instinc-
tif, à vouloir connaître tout ce qui concerne l'amour.
Si elle est alors laissée dans l'ignorance par ceux qui
veillent sur son éducation, elle se forme, à travers
les romans qu'elle réussit à lire en cachette ou sous
la seule influence de son imagination, une fausse
idée de l'amour, et elle se prépare des maux inévi-
tables, de cruelles déceptions.

L'ennui chez la jeune fille est l'un des plus cruels
ennemis de sa beauté. Il faut donc chasser l'ennui, et
le meilleur moyen à employer, c'est le travail. Que
les mères ne laissent donc jamais leurs filles inactives ;
qu'elles les occupent aux soins du ménage autant,
sinon davantage, qu'aux arts dits d'agrément et qui,
parfois, ne sont que des exercices des plus fatigants
pour la jeune fille.

On a une tendance, en France, à trop enfermer, à
trop cloîtrer la jeune fille : on la tient éloignée du
monde, en pensant lui éviter de la sorte tout contact
dangereux. Or, il arrive souvent que cet isolement,
en excitant son imagination, lui fait voir la vie sous
un aspect tout différent de ce qu'elle est réellement
et lui prépare ainsi bien des déboires.

Me trouvant, il y a quelques années, au Congrès de
la Presse qui se tenait à Stockholm, je fus frappé de
l'extrême liberté qu'on laisse aux jeunes filles scandi-
naves. Dès l'enfance, elles vont seules en classe,
jouent avec les garçons de leur âge et se livrent aux
mêmes exercices qu'eux. Jeunes filles, on les voit,

sans chaperon; à la promenade, en soirée, en visites, en voyage. C'est presque la complète indépendance de l'Américaine, et c'est davantage que la liberté de la jeune Anglaise.

Pour la lecture surtout, la jeune Scandinave est laissée totalement libre; elle en profite largement et sainement, et il en résulte une largeur d'esprit, une sûreté de jugement, des connaissances étendues qu'on trouve bien rarement chez les femmes des autres pays. En présence de ces résultats, on est amené à penser que notre bon La Fontaine avait sans doute raison, lorsqu'il écrivait :

« Nos mères défendent à leurs filles certaines lectures pour les empêcher de savoir ce que c'est que l'amour : en quoi je tiens qu'elles ont tort, et cela est même inutile, la nature servant d'Astrée. Ce qu'elles gagnent par là n'est qu'un peu de temps, encore n'en gagnent-elles point; une fille qui n'a rien lu, croit qu'on n'a garde de la tromper et est plutôt prise. Il en est de l'amour comme du jeu; c'est prudemment fait que d'en apprendre toutes les ruses, non pas pour les pratiquer, mais afin de s'en garantir. »

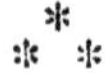

A quel âge doit-on marier les jeunes gens? Voilà une question qui m'a souvent été posée et à laquelle beaucoup d'autres avant moi ont essayé de répondre.

Il n'est pas possible, même en un lieu déterminé, c'est-à-dire abstraction faite de l'influence considérable du climat, de répondre de façon précise.

A Lacédémone, le mariage n'était permis qu'à vingt-cinq ans pour les deux sexes. Tacite loue les Germains de ce qu'ils ne se mariaient pas avant d'avoir acquis l'âge de la pleine vigueur (vingt-cinq ans pour les hommes et vingt ans pour les femmes).

En règle générale, on ne doit marier la jeune fille que lorsqu'elle est complètement formée, car un mariage précoce peut avoir de funestes conséquences pour la santé de la femme.

Quand arrivera ce moment, les mères pourront alors dire à leurs filles, comme Mme Léocadie Hersent-Penquer :

Va ! pour ton jeune époux quitte ta vieille mère,
Ton vieux père à genoux devant ta volonté ;
Quitte ton ignorance et quitte ta chimère,
Ton rêve, ton désir, pour la réalité !

Va vers cet inconnu qu'on appelle la vie :
Vers cet autre inconnu que tu nommes l'amour !
Va ! — Sois forte pour l'une et par l'autre ravie !...
Va donc ! quitte l'aurore et marche dans le jour !

C'est là que tu verras ton devoir face à face :
Debout, en plein soleil, en plein rayonnement,
Il écrit, pour l'épouse, un mot que rien n'efface :
Obéissance ! et, pour la mère : dévouement !...

Regarde-les ces mots, et comprends-les, ma fille ;
Accepte-les. Ils sont l'irrévocable loi.
Va ! — quitte la famille et fonde ta famille !
Sois épouse : obéis !... Sois mère : immole-toi !...

Obéir, ce n'est rien ; s'immoler, moins peut-être...
La femme, épouse et mère, aime à s'abandonner.
Dieu, qui lui prodigua, pour aimer, l'âme et l'être,
Lui donna tout, afin qu'elle eût tout à donner...

*
* *

Les excès sont, au moral comme au physique,
toujours nuisibles et tendent à détruire la beauté.
Comme l'a dit Voltaire :

Tout vouloir est d'un fou ; l'excès est son partage.
La modération est le trésor du sage ;
Il sait régler ses goûts, ses travaux, ses plaisirs,
Mettre un but à sa course, un terme à ses désirs.

Je ne saurais mieux terminer ce chapitre qu'en
livrant aux méditations de mes lectrices les lignes
suivantes écrites par une femme célèbre :

« Dans le cours de ma vie, sans règle et sans frein,
j'ai fait comme les autres. J'ai abandonné, au mépris
superbe de l'âme, les nécessités impérieuses du corps.
J'ai méconnu tous les dons de l'existence, tous les
bienfaits de la nature. J'ai trompé la faim par des
aliments savoureux et excitants, j'ai trompé le som-

meil par une agitation sans but ou des travaux sans
profit. Tantôt, à la clarté de la lampe, je cherchais
dans les livres la clef des grandes énigmes de la vie
humaine ; tantôt, lancée dans le tourbillon du siècle,
traversant la foule avec un cœur morne, et prome-
nant un regard sombre sur tous ces éléments de
dégoût et de satiété, je cherchais à saisir dans l'air
parfumé des fêtes nocturnes un son, un souffle qui
me rendissent une émotion.

. . . .

. . . .

» Aussi me voici vieille comme si j'avais mille ans.
Ma beauté, que l'on vante, n'est plus qu'un masque
trompeur, sous lequel se cachent l'épuisement et
l'agonie. Dans l'âge des passions énergiques, nous
n'avons plus de passions, nous n'avons même plus
de désirs, si ce n'est celui d'en finir avec la fatigue
et de nous reposer étendus dans un cercueil. »
(George Sand.)

III

BEAUTÉ DE LA FEMME. — UN COUP D'OEIL SUR L'HIS-
TOIRE. — PRODUITS DIVERS POUR L'ENTRETIEN ET LE
DÉVELOPPEMENT DE LA BEAUTÉ : POISONS A ÉVITER.

Irrésistible attraction exercée par la beauté. — La beauté est
perfectible. — A travers l'Histoire. — Antiquité. — Histoire
de Phryné. — Temps modernes et contemporains. — De la cir-
conspection à apporter dans le choix des articles de parfu-
merie et des produits destinés à accroître la beauté. — Poisons
à éviter. — Notes du docteur Ferdinand de Brennes. —
Époque de la vie la plus favorable pour suivre un traitement
de beauté.

> Beauté, secret d'en haut, rayon, divin emblème,
> Qui sait d'où tu descends, qui sait pourquoi l'on t'aime
> Pourquoi l'œil te poursuit, pourquoi le cœur aimant
> Se précipite à toi comme un fer à l'aimant ?
>
> LAMARTINE.

Ainsi que l'a dit le poète, la beauté nous attire
comme l'aimant attire le fer. Le premier des devoirs
de la femme est donc, on ne saurait trop le répéter,
de faire tous ses efforts pour conserver et accroître

sa beauté. Combien de malheureuses femmes, hélas! qui, pour avoir méconnu cet axiome, se sont vu supplanter dans le cœur de l'adoré, encore qu'elles fussent pleines de qualités de l'esprit et du cœur !

La nature n'a rien fait de parfait : toute femme, si belle soit-elle, a toujours quelque chose en son corps qui ne répond pas à l'idéal de la beauté. Telle femme aura un visage superbe et des bras trop maigres, telle autre aura de magnifiques formes, mais des yeux sans expression, etc. Chaque femme doit donc, non seulement conserver avec un soin jaloux sa beauté, mais encore rechercher son point faible, si je puis ainsi m'exprimer, et corriger, dans la mesure du possible, l'œuvre de la nature, car il ne faut pas oublier que la beauté du corps est perfectible.

Si l'on avait le moindre doute à ce sujet, il suffirait d'ouvrir l'Histoire pour se convaincre que, dans tous les temps, la femme a réussi, par de savants artifices, à accroître sa beauté.

Sémiramis, la puissante et belle reine d'Assyrie, devait son opulente chevelure à une célèbre lotion.

Chez les Grecs et les Romains, la cosmétique fit des progrès considérables et, ainsi que j'aurai souvent l'occasion de le montrer dans les chapitres suivants, toutes les femmes célèbres d'Athènes et de Rome eurent recours à de nombreux subterfuges pour masquer leurs imperfections et développer leurs attraits. L'histoire la plus typique à ce sujet est celle de Phryné.

***

Tous les historiens parlent de la resplendissante beauté de cette célèbre courtisane d'Athènes, née, vers l'an 328 avant J.-C., à Thespies, ville de l'ancienne Béotie (Grèce), au pied de l'Hélicon. Elle fut d'abord vendeuse de câpres, puis joueuse de flûte à Athènes et enfin courtisane. Athénée dit que sa beauté, qu'elle conserva jusqu'à l'âge fort avancé de sa mort, était incomparable, ce qui la fit choisir pour modèle à Praxitèle, le célèbre sculpteur athénien, qui fit d'elle plusieurs statues dont une, en or, fut placée dans le temple de Delphes, sur une colonne de marbre pentélique, entre les statues d'Archidamas, roi de Sparte, et de Philippe, roi de Macédoine. Pline a écrit qu'elle représentait la perfection de la forme et que les plus belles productions des sculpteurs n'ont jamais égalé la parfaite harmonie de son corps admirable. « Ses seins, dit-il, étaient deux magnifiques touffes de lis blancs sur lesquels on avait posé deux suaves boutons de rose. »

Praxitèle, qui s'y connaissait en beauté, en était éperdument amoureux et déclarait qu'il n'avait jamais rien vu de si parfait.

« Elle était belle surtout, dit Athénée, dans ce qui ne se voit pas et c'est pourquoi elle n'allait pas aux bains publics, dans la crainte de blaser la curiosité des hommes. » Une fois, cependant, raconte cet historien grec, tandis que le peuple revenait des fêtes de Neptune, à Eleusis, Phryné, se dépouillant de ses riches habits et n'ayant pour tout vêtement que le magnifique manteau que lui offrait sa chevelure dans laquelle glissait un filet d'or garni de perles fines, se jeta dans la mer, et joua gracieusement avec les flots dorés par le soleil couchant. En voyant ce corps d'une aussi émouvante beauté, le peuple, dont l'imagination était encore tout exaltée par les mystères d'Eleusis, crut que c'était la déesse Aphrodite elle-même qui sortait de l'onde, et il se prosterna longuement devant cette divine apparition.

Cette scène a inspiré à Apelle, le plus illustre peintre de l'antiquité, son chef-d'œuvre, la *Vénus Anadyomène* (Vénus sortant de l'Onde).

Phryné n'eut, d'après Ménandre, poète comique, qu'un défaut: celui de ruiner tous ses amants, lesquels furent nombreux (le poète aurait pu ajouter qu'il fut du nombre). C'est pour avoir ainsi drainé la fortune de beaucoup de ses contemporains, que le peuple athénien surnomma Phryné *le Crible*.

Plusieurs historiens de l'antiquité rapportent le fait suivant qui, mieux que toutes les descriptions, nous dépeint la beauté de Phryné :

La courtisane avait été déférée au tribunal des héliastes, pour crime d'impiété, et l'un des juges,

Euthias, demandait sa mort. Son défenseur, Hypéride, célèbre orateur, qui l'avait aimée et qui l'aimait encore, parla éloquemment pour elle. Il s'aperçut, néanmoins, que son éloquence était impuissante à émouvoir les juges. Il eut alors recours au stratagème suivant : faisant approcher Phryné de lui, il déchira les voiles qui couvraient son sein et il représenta fortement aux juges que condamner une pareille incarnation de la Beauté ce serait profaner le culte d'Aphrodite. Éblouis par une aussi parfaite beauté et frappés d'une sorte de crainte religieuse, les juges pensèrent que ce serait un sacrilège, en effet, que de sévir contre cette prêtresse de Vénus, et ils l'acquittèrent.

On sait que cette scène a inspiré à M. Gérôme, l'un de nos meilleurs peintres, une de ses plus belles œuvres : *Phryné devant l'Aréopage*. Cette scène, a du reste, été reproduite par beaucoup d'autres peintres.

Phryné n'a donc pas seulement été une belle femme, mais la Beauté même.

Or, Théophraste, l'auteur des *Caractères*, dit que cette belle courtisane fut, jusque vers l'âge de quinze ans, d'une beauté au-dessous de la moyenne et qu'à cet âge, alors qu'elle était encore joueuse de flûte, ayant rencontré un jour une courtisane, la négresse Dzara, qui eut pour elle un coupable amour, elle devint, bientôt après, la plus belle des femmes d'Athènes, grâce à des *Secrets* ou *Recettes* d'une efficité absolue que possédait Dzara.

2.

On se rappelle — le fait a eu un assez grand retentissement pour être encore présent à toutes les mémoires — que ces fameuses recettes, que l'on avait vainement essayé de retrouver durant plusieurs siècles, ont été découvertes, il y a quelques années, par le savant et regretté docteur Ferdinand de Brennes, lequel trouva tout au long les secrets de la belle Athénienne dans le *Supplément* du *Traité sur les cosmétiques* qu'a écrit Criton, médecin de l'empereur Trajan.

On s'est demandé comment Dzara avait pu recueilir d'aussi précieux talismans? Il convient de ne pas trop se risquer, à cet égard, dans les nombreuses hypothèses qui peuvent se présenter à l'esprit. L'opinion la plus vraisemblable est celle de ceux qui pensent que Dzara, dont la bisaïeule avait été l'esclave favorite d'Hippocrate (1) avait hérité, de la sorte, des secrets du grand médecin qui, par ses aïeux, ne pouvait les tenir lui-même que d'Esculape (2).

---

(1) Hippocrate, le plus grand médecin de l'antiquité, né dans l'île de Cos, la première année de la quatre-vingtième olympiade (460 avant J.-C.) Il était de la famille des Asclépiades qui, pendant plusieurs siècles, conserva et perfectionna la doctrine d'Esculape. Il habita longtemps la Thessalie où il mourut vers 380 avant J.-C.

(2) Esculape ou Asclépios, dieu de la médecine. On ne sait rien de précis sur l'origine de ce demi-dieu dont on fait généralement le fils d'Apollon et de la nymphe Coronis.

D'autres traditions, plus vraisemblables font d'Esculape le

***

La femme des temps modernes, comme celle de l'antiquité, s'est toujours appliquée à embellir son corps, à assouplir la nature aux caprices de sa coquetterie. En France surtout, et plus particulièrement sous les règnes de Charles VII, François Ier, Henri IV, Louis XIV et Louis XV, les femmes ne négligent rien de ce qui peut conserver et accroître leurs charmes. Sous ce dernier roi, notamment, la cour était devenue une sorte de temple où l'on consacrait à Vénus, comme aux meilleurs temps de l'antiquité ; les favorites de Louis le Bien-Aimé étaient de véritables prêtresses d'Aphrodite, et leurs habitudes de luxe, le soin extrême qu'elles apportaient à perfectionner leur beauté furent, de même que leurs dérèglements. suivis par une foule de femmes de l'aristocratie.

En vain, les sanguinaires juges du Tribunal révolutionnaire, en condamnant à mort la comtesse du Barry, avaient-ils déclaré solennellement que la simplicité de mœurs de la République était incompa-

---

disciple du sage Chiron, l'instituteur d'Achille. Esculape instruisit à son tour ses fils Machaon et Podalire qui régnèrent après sa mort sur une petite ville de Thessalie et dont les fils furent de grands médecins.

L'élévation d'Esculape au rang des dieux semble postérieure aux temps d'Homère, car il n'en parle que comme d'un simple mortel. Mais on lui éleva plus tard des temples, dont le plus célèbre, celui d'Epidaure (ville de l'ancienne Argolide), attirait des foules innombrables.

tible avec le luxe ruineux des grandes dames : la femme même de l'un des plus célèbres conventionnels devait leur donner un démenti formel ; Mme Tallien, dont la beauté égalait l'esprit, rêva, en effet avec un groupe d'autres femmes de son époque, de faire revivre les mœurs de la Grèce et de Rome : elle fit des folies pour sa toilette et plus particulièrement pour ses bains, qui étaient composés avec du jus de fraises et de framboises.

Napoléon Ier exigea de sa cour un raffinement capable de faire oublier le faste des plus grands règnes, et lui-même prêchait d'exemple en s'efforçant, par l'absorption des célèbres *Dragées Psyché*, à conserver la sveltesse de ses jeunes années, et en apportant un soin tout particulier à avoir des jolies mains.

Sous Louis XVIII, Charles X, Louis-Philippe et surtout sous Napoléon III, la cour continua à donner le signal de toutes les élégances, de toutes les coquetteries.

De nos jours enfin, malgré les cruelles déceptions auxquelles les expose une réclame trompeuse, toutes nos jolies mondaines luttent avec acharnement contre la nature pour garder et augmenter leurs charmes.

*
* *

Il est donc incontestable que la beauté du corps peut être maintenue, perfectionnée, développée à l'aide de soins particuliers.

Mais, j'ai pour premier devoir d'avertir mes lectrices qu'en voulant, par des moyens artificiels, conserver ou compléter leur beauté, elles courent le risque de détruire à tout jamais ce qu'elles ont de charme et de grâce, si elles se laissent prendre aux menteuses promesses de certains spéculateurs. Un très grand nombre de préparations, qui sont présentées comme devant produire des effets merveilleux sur la beauté, donnent, en réalité, des résultats diamétralement opposés : au lieu d'embellir, elles enlaidissent et apportent, trop souvent, hélas ! la maladie. Elles déforment les traits, font naître des rides, laissent des taches de rougeur, épaississent et foncent l'épiderme qui devient dur et luisant ; d'autres amènent la chute des cheveux ; beaucoup, enfin, produisent des effets désastreux sur l'organisme, et sont la source de bien des affections (maladies de l'estomac, maladies de peau : dartres, eczémas, psoriasis, etc. ; maladies nerveuses, maux de têtes, etc., etc.) dont le médecin, qui ignore les artifices de toilette, cherche vainement la cause.

On ne doit pas s'étonner de pareils résultats, si l'on songe qu'un grand nombre de fards, parfums, baumes, savons, crèmes, pommades, extraits, lotions, etc., sont à base de sels de plomb, de mercure, de zinc, d'arsenic, etc., c'est-à-dire de produits éminemment toxiques, et qu'ils sont préparés par des commerçants ignorant aussi bien les lois de la chimie que les éléments indispensables de la thérapeutique.

Je reprocherai surtout, à la plupart des préparateurs de produits de beauté, de n'avoir pas tenu suffisamment compte des recettes anciennes, des expériences rapportées par l'Histoire et des résultats acquis.

Le nombre de victimes de ces mauvais produits est considérable. Personnellement, j'ai été appelé à constater un grand nombre de cas, dont quelques-uns ont eu un grand retentissement dans nos quotidiens. Je n'en parlerai pas ; c'est le banal « fait divers ». Je suis certain, d'ailleurs, que beaucoup de mes lecteurs ont été témoins d'un accident de cette nature.

Malgré les désastreux effets de la cosmétique moderne, les femmes continuent, de façon générale, à apporter une extrême légèreté dans le choix des produits de toilette.

Il importe, cependant, au plus haut point, de se montrer circonspect dans ce choix.

Spécialisé depuis longtemps déjà dans l'étude qui fait l'objet de cet ouvrage, j'ai examiné minutieusement les marques jouissant de la plus grande faveur auprès du public et j'ai mentionné impartialement *toutes* celles — elles ne sont pas nombreuses — qui m'ont paru recommandables.

Tout en faisant la plus large part aux données de la science moderne, je n'ai point négligé les faits rapportés par l'Histoire, lorsque ces faits étaient d'une exactitude incontestée et qu'ils se trouvaient corroborés par les nombreuses expériences effectuées sous mes yeux.

J'ai mis aussi à contribution quelques-unes des notes laissées par mon éminent camarade, le docteur de Brennes, qui, durant plusieurs années de sa laborieuse, mais trop courte existence, avait réuni de très importants documents sur *l'Hygiène et la Beauté de la femme à travers les âges et les peuples*. Ces documents, que la famille de mon regretté ami m'a autorisé à consulter, constituent le code le plus complet qui ait jamais existé sur la matière. Le cadre en est trop vaste pour entrer dans l'étude que je poursuis ici et j'espère en faire l'objet d'un autre ouvrage. Mais, j'ai condensé dans celui-ci les résultats pratiques de cet énorme travail pour tout ce qui concerne la conservation et le développement de la beauté.

De plus, et ceci représente à mes yeux une condition indispensable pour la bonne qualité d'une marque, je n'ai cité que des produits préparés, soit par des pharmaciens spécialistes, soit par des chimistes d'un savoir incontestable, c'est-à-dire par des hommes à même de concilier, avec toutes les garanties désirables, les enseignements de l'Histoire et les découvertes les plus récentes de la Science.

Enfin, les nombreuses et flatteuses attestations que j'ai reçues des lectrices des premières éditions de ce livre sont la meilleure preuve de l'efficacité des traitements que j'avais préconisés.

Que celles donc de mes lectrices qui n'ont pas encore essayé de ma méthode ne tardent pas davantage à suivre mes conseils et je me porte garant du succès, pourvu toutefois qu'il n'y ait pas d'interruption ni d'irrégularité dans le traitement, lequel dure, selon les cas, de deux à huit mois et très rarement davantage.

Mieux vaut prévenir que guérir : il faut donc, autant que possible, ne pas attendre, pour suivre le régime approprié, qu'apparaissent les premiers indices de la disparition de la beauté. Celui qui vous vendra le produit n'y trouvera peut-être pas son intérêt; mais vous y trouverez sûrement le vôtre. chères lectrices, car un traitement préventif est de beaucoup moins dispendieux, en thèse générale, qu'un traitement curatif.

Quand il s'agit d'accroître, de faire éclore en quelque sorte les charmes, il est de beaucoup préférable de suivre le traitement de bonne heure, pendant la jeunesse, alors que les traits, les formes et les divers organes n'ont pas encore acquis leur complet développement.

Lorsque le corps humain est jeune, on peut, en effet, perfectionner les formes aussi facilement que l'on modifie les formes vivantes de toute espèce. On peut, avec une fillette ayant des traits réguliers, sans être ni belle, ni jolie, obtenir une ravissante jeune fille et plus tard une splendide femme, tont aussi bien qu'avec la rose des bois ou églantine l'on arrive à avoir ces magnifiques roses des jardins.

IV

BAINS. — ABLUTIONS. — SOINS INTIMES. — IMPUISSANCE

Les bains chez les Anciens. — Les religions et les bains. — Les bains chez les Grecs et les Romains. — Description des thermes romains. — Avantages considérables qu'on peut retirer des bains. — Température la plus favorable des bains. — Bains des femmes célèbres. — Les meilleurs bains. — *Soins intimes*. — Moyen de se préserver d'une foule d'affections et de réparer l'irréparable. — La naissance de Louis XIV. — *Impuissance*. — La poudre merveilleuse employée par les rois et les reines.

Les bains constituaient, avec le régime alimentaire et les exercices du corps, la base de la médecine des Anciens. Les médecins d'aujourd'hui marquent une heureuse tendance à revenir à cette excellente pratique de l'antiquité ; mais le public ignore encore tous les héureux effets que produisent les bains. Les avantages qu'on en peut retirer sont cependant incalculables.

3

Les bains nettoient la peau des sécrétions naturelles qui la salissent ; ils lui donnent de la douceur et de la souplesse ; ils font disparaître les rougeurs, boutons et démangaisons ; ils calment toute irritation de l'épiderme ; ils ouvrent les pores, augmentent la perméabilité et permettent les échanges avec le milieu extérieur ; ils dégagent, amollissent, dilatent les papilles épidermiques qui donnent le mat et le velouté de la peau ; ils ont une puissante action sédative, régularisent la circulation du sang, activent la respiration ; ce sont aussi des diurétiques et des sudorifiques précieux ; en un mot, leur action s'excerce sur tout l'organisme et signaler toutes leurs propriétés, ce serait embrasser toute la thérapeutique. Je laisserai à d'autres le soin de s'occuper de leur action curative. Ici, pour ne pas sortir du cadre que je me suis tracé, je ne parlerai que des propriétés hygiéniques des bains.

L'influence des bains a été hautement appréciée par tous les fondateurs de religions : la Bible, le Coran, le Talmud, les Védas des Indous, le Zend-Avesta des Perses et les livres sacrés des Égyptiens contiennent, à cet égard, les prescriptions les plus sages.

Chez les Grecs et les Romains, on destinait à l'usage des bains plusieurs pièces dans chaque maison. C'est aux Grecs que les Romains empruntèrent la forme des pièces composant ce que nous appelons la salle de bains et que les Romains nommaient les *thermes*. Sous César, l'usage des bains était tellement passé dans les mœurs, que presque chaque maison particulière avait ses thermes luxueusement aménagés. Les empereurs romains firent construire des thermes publics qui étaient des monuments où se déployait la plus grande magnificence.

Chez les particuliers, l'appartement des bains se pratiquait dans la partie la plus reculée de la maison ; il comprenait :

1° Une petite cour quadrangulaire, entourée de portiques sur trois de ses côtés et présentant un bassin *(baptisterium)* sur le quatrième côté.

2° Une salle fermée *(frigidarium)*, au milieu de laquelle était une vaste cuve pouvant contenir plusieurs personnes à la fois.

3° L'*apodyptère* ou vestiaire, dans lequel des esclaves, après avoir déshabillé les baigneurs, serraient leurs vêtements dans des armoires disposées à cet effet ;

4° Le *tepidarium* ou bain chaud ; on y trouvait généralement deux baignoires ; la principale était installée dans un creux de terrain et l'on y descendait par des gradins en marbre qu'on appelait *schola* (école), parce que des amis venaient s'y asseoir pour se livrer à des entretiens philosophiques avec les personnes prenant le bain ; l'école se pratiquait, du reste, aussi bien dans le bain froid *(frigidarium)* que dans le bain chaud ;

5° Le *caldarium* ou *suclatorium*, étuve ; cette pièce,

ordinairement circulaire, était entourée de trois rangs de gradins en marbre ; au centre, se trouvait un bassin d'eau bouillante d'où sortait une nuée de vapeur ; on se plaçait en entrant sur le premier gradin où l'on restait quelques instants, puis l'on descendait les deux autres gradins en séjournant un certain temps sur chacun d'eux. Le pavé de cette salle, les gradins et les corridors adjacents étaient chauffés indépendamment de la vapeur, par des foyers souterrains, de manière à faire du caldarium une véritable étuve. A ce genre d'étuve, on en substitua une autre, le *laconicum*, qui était quelque peu différent.

Au sortir de l'étuve, les Romains revenaient se plonger dans le *tepidarium* (bain chaud), afin d'éviter une trop brusque transition entre le chaud et le froid.

Des esclaves frottaient légèrement la peau des baigneurs, au moyen de *strigilles*, sortes de spatules d'ivoire dont la forme était propre à suivre les contours des muscles et de toutes les parties du corps, pour en extraire la sueur. On essuyait ensuite les baigneurs avec des étoffes de lin ou de coton et on les couvrait, dit l'historien Pétrone, d'une *gausapa*, espèce de manteau de laine fine à long poil. Venaient ensuite les *alipili* ou épileurs chargés de faire disparaître les poils disgracieux du corps et de couper les ongles. Enfin, les *elacothesii* oignaient la peau d'huiles parfumées et d'essences suaves.

Les Romains passaient une grande partie de leur journée dans le bain, qui était pour eux un plaisir voluptueux autant qu'une saine pratique d'hygiène.

*
* *

Peu à peu, l'usage quotidien des bains s'est presque complètement perdu, sauf chez les Arabes et les Turcs. Et cependant, nos vêtements qui, s'appliquant sur la peau, retiennent à la surface du corps toutes les sécrétions que les draperies flottantes des Anciens laissaient s'évaporer, exigeraient plus impérieusement chez nous encore que chez les peuples de l'antiquité l'usage journalier des bains.

Un très grand nombre de maladies sont produites ou tout au moins entretenues par le mauvais état des fonctions de la peau; ces maladies seraient évitées par le retour aux pratiques des Anciens en ce qui concerne les bains. C'est ce qu'ont compris beaucoup de mes confrères contemporains qui prescrivent à leur clientèle, particulièrement aux femmes, un bain chaque jour au tout au moins plusieurs fois par semaine.

Au point de vue esthétique surtout, les bains savamment composés peuvent produire de merveilleux résultats. Aussi ont-ils été constamment recherchés par les femmes pour blanchir l'épiderme, raffermir les chairs, — ce qui a pour conséquence de faire disparaître les rides ou plis graisseux, — donner de la grâce et de la souplesse aux mouvements.

Les bains médicinaux se prennent le plus communément tièdes (de 20 à 30°) ou chauds (de 30 à 40°). Dans certains cas cependant (affections nerveuses, fièvres), les bains froids (de 10 à 20°) rendent de très grands services.

Le bain tiède est celui qui, dans l'état normal de la santé, convient le mieux à toutes les personnes : c'est le bain hygiénique et esthétique par excellence. En aucun cas, d'ailleurs, il ne présente les inconvénients que lui attribuent certains préjugés. C'est ainsi que, loin d'être nuisible aux nouveau-nés, il constitue le plus sûr moyen de les préserver des maladies propres à cet âge et, en particulier, des convulsions. On a aussi accusé à tort le bain de déterminer la pulmonie chez les personnes atteintes de bronchite ; c'est là un danger tout imaginaire : il suffit d'éviter la transition brusque du chaud au froid.

Les bains n'affaiblissent pas, ainsi qu'on le pense communément, à moins qu'on ne les prenne trop chauds (38° à 40°) et trop prolongés. Ils procurent, au contraire, un bien-être à tout le corps et augmentent considérablement la vigueur physique, en même temps qu'ils reposent, en quelque sorte, les facultés intellectuelles (1). Pour se délasser, soit après

______

(1) On sait que Napoléon Ier prenait très souvent des bains pour se reposer de ses grandes fatigues ; mais, ajoutent ses

une marche trop fatigante, soit après un travail intellectuel trop absorbant, il n'est rien de plus efficace qu'un bain soigneusement préparé.

De façon générale et sauf dans le cas où une maladie exige le contraire, la température du bain doit être légèrement inférieure à celle du corps. Le meilleur critérium pour reconnaître que le bain est bien à la température convenable, c'est le bien-être qu'il procure : si vous vous trouvez bien dans le bain, sans éprouver une sensation désagréable de chaud ni de froid, c'est que sa température est juste la bonne.

Je ne parlerai ici que pour mémoire des douches, aspersions, effusions, immersions, bains de surprise, bains de vapeurs, bains russes, égyptiens ou turcs, etc., qui sont plutôt des agents thérapeutiques, dont l'usage doit en être prescrit par le médecin.

Cependant, la *douche écossaise* et même la *douche froide* peuvent remplacer avantageusement le bain hygiénique simple chez les personnes débilitées dont la nutrition subit une langueur. La réaction produite fouette le sang et stimule les organes; on les fait généralement suivre d'une friction ou d'un massage.

---

biographes, il les faisait préparer à une température très élevée, ce qui le prédisposait à l'obésité contre laquelle il luttait, d'un autre côté, en prenant des Dragées Psyché.

*
* *

Les femmes remarquables par leur beauté ont, de tout temps, recherché les bains.

Poppée, qui fut la maîtresse d'abord, puis l'épouse du cruel Néron, prenait des bains de lait d'ânesse. Les autres courtisanes et impératrices romaines, comme les femmes célèbres d'Athènes, eurent aussi des recettes secrètes pour leurs bains.

Mme Tallien, qui voulut faire renaître parmi ses contemporains les habitudes du luxe des temps romains, se faisait préparer, ainsi que je l'ai déjà dit, des bains avec du jus de fraises et de framboises.

Moins dispendieux et plus efficace pour l'entretien et le développement de la beauté, était le bain que se faisait composer la plus belle reine de France, l'infortunée Marie Stuart, qui fut également reine d'Écosse et que la haine de la puissante Élisabeth, reine d'Angleterre, poursuivit jusqu'à l'échafaud.

La recette de ce bain, recette qui venait des temps romains, se transmit à travers les âges et servit notamment à Anne d'Autriche, femme de Louis XIII; à Mlle de La Vallière, la plus jolie, et peut-être la seule sincèrement aimante, des favorites de Louis XIV; à Mme de Pompadour et à Mme Du Barry, femmes de la main gauche de Louis XV; à Marie-Antoinette, épouse de Louis XVI; à Éléonore (Louise-Catherine-Éléonore Denuelle de la Plaigne) qui, en donnant un garçon à Napoléon Ier, lui fournit la preuve qu'il pouvait avoir une descendance et décida, en principe, de son divorce ; à la belle, timide et mystique Mme Walewska, qui donna aussi un enfant à Napoléon Ier ; à Mme du Cayla, favorite de Louis XVIII et à la toute gracieuse Mme Récamier.

C'est cette recette qui, heureusement combinée avec les Secrets de Phryné, et mise en harmonie avec les données de la science contemporaine, a donné le merveilleux **Royal Bain.**

Cette formule revient très à la mode depuis quelques années, principalement chez les femmes du monde, lesquelles lui doivent souvent de conserver et d'accroître la voluptueuse beauté de leur corps.

Les grands médecins, les maîtres, prescrivent exclusivement le Royal Bain. Ils en connaissent, non seulement la composition, mais aussi les puissantes propriétés hygiéniques et stimulantes, que la presse médicale a, d'ailleurs, maintes fois rapportées. Par sa composition savamment dosée, ce Bain convient, en effet, à toutes les personnes ; mais il se recommande plus particulièrement aux jeunes filles et aux femmes qui veulent acquérir de la *fermeté* dans les divers organes et dans les muscles, de la *blancheur*, du *velouté* et du *satiné* sur toutes les parties du corps. Ses propriétés thérapeutiques sont aussi très énergiques : il *préserve* des *rides* le corps tout entier, il *fait disparaître les boutons, rougeurs, démangeaisons* et constitue un excellent préventif contre *l'obésité*. De plus, il communique à tout le corps un discret et délicieux parfum.

Sans énumérer toutes les propriétés et qualités du *Royal Bain*, il me suffira de rappeler que presque tous les poètes des xviie et xviiie siècles chantèrent ses louanges et que Voltaire, dans une lettre à Mme du Chatelet, l'appelait « le Dieu suprême, le Régulateur de la Beauté » (1).

Si vous voulez retirer du bain (bain simple, douche, etc.) le maximum de ses effets, coquettes lectrices, revenez un peu aux anciennes coutumes de Rome. A la sortie, séchez soigneusement votre corps à l'aide d'un linge de lin ou d'une spatule courbe; faites suivre d'une friction sèche, rapide, et ensuite étendez-vous sur le lit; puis, alors que la peau est

---

(1) Voici quelques formules de Bains qui méritent d'être retenues, encore qu'elles ne puissent évidemment être comparées au *Royal Bain* :

Bain tonique. — Dans une baignoire, après avoir mis un peu d'eau, versez :

Ammoniaque saturée de camphre. . .	100 grammes.
Sel de cuisine.	500 —

Achevez de remplir la baignoire et agitez avec une pelle rougie au feu.

Bain stimulant. — Mettez dans la baignoire :

Essence de térébenthine.	100 grammes.
Essence de romarin.	10 —
Carbonate de soude	50 —

douce et perméable, faites procéder à un intelligent massage des parties de votre corps que vous tenez plus particulièrement soit à développer, soit à raffermir. Servez-vous, à cet effet, de la *Tonicine Phryné*.

* *
*

En dehors des soins généraux du corps, certains organes particuliers de la femme (les organes essentiels) demandent des soins spéciaux.

Une pudeur mal comprise et de regrettables préjugés empêchent certaines mères de famille de donner à leurs filles les conseils nécessaires pour leurs soins intimes. Il résulte très souvent de cette ignorance de graves maladies (métrites, ovarites, flueurs blanches, etc.).

On rencontre parfois, même chez de toutes jeunes filles de sept à douze ans, des péritonites dont l'origine infectieuse provient des voies génitales. Dans les hôpitaux de Paris, il m'a été souvent donné de constater, dans certaines opérations graves, que l'origine de l'infection microbienne, source du mal, était due au manque de propreté.

Il est préférable, pour la toilette intime, de se servir du bock ou douche d'Esmark.

Il est nécessaire de se servir d'eau tiède et, dans certains cas, d'eau préalablement bouillie et ramenée à la température de 30 à 40 degrés. Deux à trois cuillerées d'acide borique par litre, la rendraient plus aseptique. Dans le cas de septicémie grave, il faut avoir recours au médecin qui prescrira le sublimé corrosif.

Je donne ci-après quelques recettes pour la toilette intime :

1° Eau	1000	grammes.
Alun.	12	—
2° Eau	1000	grammes.
Acétate de plomb cristallisé .	10	—
3° Acide salicylique.	4	grammes.
Borate de soude.	4	—
Eau	1000	—

Mais, je ne saurais trop recommander à mes lectrices l'usage du **Précieux Comprimé** ; il résume toutes les propriétés nécessaires.

Il est antiseptique, astringent, désinfectant, calmant. Il donne une solution aromatique des plus agréables ; la façon de s'en servir est simple et sa forme peu encombrante. Son efficacité est certaine contre les *flueurs blanches*, la *métrite* et toutes les *maladies infectieuses* ; il prévient la contagion, ce qui en fait un remède sûr contre toutes les affections des organes essentiels de la femme.

Toutefois, sa *propriété dominante*, celle surtout qui m'engage à le signaler à mes élégantes lectrices, c'est son action générale sur l'organisme, action qui se reflète jusque sur *l'éclat du teint du visage et de l'épiderme en général*. Il éclaircit, dissipe les teintes sombres, les plaques bistres ; il développe, par cela même, les teints rosés qui prennent ainsi tout leur éclat sur la blancheur et la transparence de l'épiderme, transformé à la façon d'une pellicule sensible.

Cette action, qui tout d'abord surprend un grand nombre de personnes, peut s'expliquer, du moins en partie, assez facilement. Toutes les femmes savent que les flueurs blanches et tout écoulement analogue rendent le teint terne, la peau épaisse, opaque et glabre, l'œil morne, fatigué et sans éclat. Il est des médicaments qui guérissent ces affections et qui, du coup, transforment le teint : le *Précieux Comprimé* agit dans ce sens. Pourquoi n'admettrait-on pas qu'il agisse de même, lorsqu'il n'y a aucune maladie? Qui peut plus, peut moins, et si le *Précieux Comprimé* donne du teint aux femmes malades, ses effets doivent être bien supérieurs chez une personne à l'état normal. L'explication du fait nous intéresse, d'ailleurs, beaucoup moins que les effets.

Je dois cependant prévenir mes lectrices que la puissance antiseptique de ce produit est telle qu'il importe de ne point l'administrer pendant un certain délai durant lequel il pourrait empêcher le développement des germes de la vie humaine.

Cette injection sera d'un précieux concours pendant la grossesse : elle tonifiera les voies naturelles et préparera à une délivrance prompte et facile; elle les aseptisera et préviendra ainsi, chez l'enfant, la *conjonctivite* dite des *nouveau-nés* et toute complication fébrile chez la mère.

Enfin, le *Précieux Comprimé* conserve aux organes la *fraîcheur* et la *fermeté* de la jeunesse et répare, en quelque sorte, ce que Mme de Sévigné appelait l'*irréparable*.

*
* *

Puisque je viens de parler d'une contemporaine de Louis XIV, qu'on me permette de rappeler la légende qui s'est établie au sujet de la naissance du Roi-Soleil.

On sait qu'Anne d'Autriche, épouse de Louis XIII, faisait retomber sur son royal époux toute la faute du manque d'héritier à la couronne. En vain, certains accusaient la stérilité de la reine ; celle-ci rendait seule coupable la... paresse de Louis le Juste, et elle persuada au roi que les eaux minérales de Forges-les-Eaux (Seine-Inférieure) lui seraient d'un effet salutaire. Le couple royal partit donc villégiaturer à Forges, non sans se faire accompagner du duc de Buckingham.

Or, Louis XIV fut conçu, en effet, à Forges, et les poètes chantèrent aussitôt mille louanges sur les vertus miraculeuses des eaux de la petite ville normande. Quelques mauvaises langues — il en fut toujours, même et surtout dans les cours royales — disaient tout bas que la présence du duc de Buckingham à Forges n'était peut-être pas étrangère à l'événement.

Des personnes de la cour mieux informées ont dit

— et la chose a été écrite dans plusieurs mémoires de l'époque — que la reine Anne d'Autriche, beaucoup moins ingénue, vis-à-vis des vertus de l'eau de Forges, qu'on avait bien voulu le dire, avait usé d'un artifice secret pour stimuler la paresse de son époux. Elle aurait traîtreusement fait dissoudre dans l'eau minérale qu'absorbait le roi une poudre spéciale *(poudre d'Aphrodite)* dont les effets étaient tout à fait surprenants. Cette version paraît d'autant plus digne de foi que la *poudre d'Aphrodite* a été, de tout temps, fort employée chez tous les peuples, mais principalement en Espagne, d'où Anne d'Autriche était originaire.

Cette poudre merveilleuse fut importée de l'Orient, où elle a toujours été très en faveur. Les rois de Perse, dit Xénophon, en consommaient de grandes quantités, et les femmes des harems lui demandent souvent, de nos jours encore, l'emportement de la passion voluptueuse. Sapho, qui abusait de cette poudre, lui a consacré des vers magnifiques. Cléopâtre, reine d'Égypte, et la fameuse Messaline, l'impudique épouse de l'empereur Claude, en prenaient quotidiennement.

La reine Marie de Brabant, la spirituelle et passionnée épouse de Philippe III, injustement accusée par le courtisan La Brosse d'avoir voulu empoisonner le roi, avait simplement voulu stimuler l'ardeur de son mari, en mettant dans sa boisson de la poudre d'Aphrodite.

La ravissante Marguerite de Bourgogne, qui, convaincue d'adultère avec Philippe d'Aulnay, fut étranglée par ordre de son époux, le roi Louis X, employait trop, dit un chroniqueur de l'époque, « poudre qui lui mettait diable au corps et la rendait irrésistible à tout son entourage ».

La gracieuse et voluptueuse reine Marie Stuart, dont Michelet a dit que ses ardeurs sensuelles furent pour quelque chose dans la mort précoce du débile François II, usait aussi de ce puissant stimulant.

Sous Louis XIV, le secret d'Anne d'Autriche fut divulgué et toutes les femmes de la cour en usèrent largement surtout sous Louis XV.

Marie-Antoinette en glissait parfois, dit-on, dans la boisson de Louis XVI.

Mme Fourès, l'ancienne petite modiste de Carcassonne, qui devint l'amante de Bonaparte en Égypte, recourait aussi, paraît-il, bien qu'elle fût d'un tempérament ardent, à cette mystérieuse poudre.

De nos jours, enfin... pardon ! silence et discrétion ! Qu'il me suffise de dire que beaucoup de personnes (hommes et femmes) ont recours avec succès, aujourd'hui comme autrefois, à la poudre d'Aphrodite (1).

---

(1) Comme tous les autres produits cités dans cet ouvrage, la Poudre d'Aphrodite a subi, grâce aux récentes découvertes de la science, d'heureuses modifications dans sa composition ; de sorte qu'elle constitue aujourd'hui un produit sans *aucun danger*, tout en étant d'une *efficacité absolue*.

V

FORMES GÉNÉRALES DU CORPS. — BRAS, ÉPAULES, SEINS,
JAMBES, MOLLETS, HANCHES, COU, ETC. — OBÉSITÉ.

Beauté antique et beauté contemporaine. — Des proportions
qu'il doit y avoir entre les diverses parties du corps.—Moyen
d'obtenir ces proportions. — Comment *amincir* le nez, le
cou, les lèvres et les oreilles. — Recette pour *grandir*, pour
arrondir les formes, *développer* et *affermir* les diverses
parties du corps (seins, hanches, jambes, mollets, épaules,
bras, etc.), faire disparaître les *rides* du corps. — Moyen de
combattre l'*obésité*, les *bajoues*, *doubles mentons* et *bouffissures* du visage. — Sévérité des lois spartiates pour les obèses.
— Recettes historiques.

Sans vouloir méconnaître la puissante séduction
qu'exerce le charme de mes gracieuses contempo-
raines, il me sera permis de remarquer que leur
grâce n'est trop souvent qu'espièglerie et mobilité
dans la physionomie, gentil chiffonné dans les traits
et la science du costume.

La beauté classique, faite de la pureté des formes
et de l'harmonie des lignes, la beauté telle que nous
la représentent les impérissables chefs-d'œuvre des
Phidias, des Zeuxis, des Praxitèle, des Apelle et des
autres illustres artistes de la Grèce antique, tend à
disparaître chaque jour davantage, et les lignes
suivantes, de Mme Necker, ne pourraient-elles pas
s'appliquer à notre génération ?

« On est si accoutumé maintenant de voir des
femmes débiles que, faute de bons modèles, l'idéal
de leur figure a changé dans beaucoup d'imagi-
nations ; quels traits vante-t-on de nos jours dans les
romans ? est-ce une éclatante fraîcheur. est-ce l'élan
gracieux et la vivacité de la jeunesse ? non, c'est une
forme svelte, aérienne, une figure de sylphide, une
pâleur intéressante, passagèrement relevée par une
nuance d'incarnat ; c'est un regard expressif, doucement empreint de mélancolie ! Mais la plupart de ces
indices sont précisément ceux d'une santé faible.
L'extrême minceur de la taille, les couleurs qui
vont et qui viennent, la langueur du regard, n'an-
noncent rien de bon pour la mère future, pour
l'épouse appelée peut-être à aider son mari dans
l'adversité.

« En attendant, ces sortes de peintures fascinent
l'imagination d'une jeune fille, de sa mère même, et
leur font craindre de nuire à des charmes aussi séidui-
sants. Telle jeune personne ne veut pas manger de
peur de prendre de l'embonpoint ; telle autre ne

veut pas march er de peur que son pied ne grossisse.
Quelle misère ! »

La femme débile, languissante, que nous dépeint
Mme Necker, c'est, en effet, l'écueil de la coquetterie
mal comprise. Et cependant il n'est pas nécessaire
d'avoir recours aux moyens violents pour arriver
à une saine beauté ; il faut réprouver certains pro-
cédés barbares et les trucs vulgaires que quelques
femmes s'imposent au grand préjudice de leur santé.
L'hygiène met à leur disposition des préceptes sages,
des conseils sûrs et précis, pouvant concilier un
parfait état de santé avec les nécessités d'un traitement propre à modifier les formes et les lignes du
corps suivant les principes de l'esthétique.

Bien que ces principes ne soient pas connus en
détail de tout le monde, on sait apprécier assez rapidement, au coup d'œil, la beauté plastique d'une
femme. En général, on a tendance à admirer une
forme exagérée ; c'est là une erreur : une taille trop
fine, ou des hanches trop fortes sont des défauts par
excès ; il faut connaître le point normal, le juste
milieu, s'efforcer de l'atteindre et le maintenir.

La stature est ce qui frappe en premier lieu dans
l'esthétique d'une femme ; la taille moyenne est
comprise entre un mètre soixante et un mètre
soixante-dix centimètres. Je me garderai bien, toutefois, d'affirmer que, passé ces limites, il ne peut y
avoir ni beauté, ni élégance. Ce serait nier l'existence des étoiles. Les gentilles mignonnes et les

belles grandes filles se lèveraient en masse, et non sans raison, contre une pareille affirmation. Pour être belle et élégante, il faut et il suffit que les lignes et les formes, étant régulières, soient bien proportionnées à la taille. Les dimensions suivantes sont des moyennes se rapportant à la taille ci-dessus prise pour type. Elles sont prises sur le corps même de la personne nue. Elles permettront d'établir assez approximativement les mesures pour chaque personne. J'indiquerai plus loin le moyen d'obtenir ces proportions, si on ne les a pas.

En premier lieu, il faut que le buste et les jambes soient dans une juste proportion : une taille longue avec de courtes jambes est disgracieuse, aussi bien qu'une taille courte avec de longues jambes. La ligne verticale allant de la ceinture au sol doit être comprise entre un mètre et un mètre sept centimètres.

Le tour de la taille doit faiblement osciller entre cinquante et cinquante-trois centimètres. Toutefois, cette condition n'est pas suffisante pour justifier d'une belle taille ; il en est une autre, en effet, non moins indispensable : c'est la forme qui doit être circulaire et non aplatie.

Le tour du corps, pris sous les bras (les bras tombant) et passant sur la pointe extrême des seins, peut varier entre quatre-vingt-cinq et quatre-vingt-quinze centimètres. Ici, la moyenne est plus élastique, car deux facteurs indépendants entrent en jeu : le tour du thorax proprement dit et les seins ; aussi, les indications qu'elle fournit sont-elles peu précises ; ainsi, par exemple, une femme peut avoir un tour de thorax trop petit et des seins très développés, ou inversement, ce qui donnera une moyenne erronée.

La circonférence du cou peut varier de trente-deux à trente-quatre centimètres (1), et sa hauteur, prise de la partie supérieure de la clavicule à la base du maxillaire inférieur, doit être de dix ou onze centimètres.

Passons maintenant aux membres et commençons par les pieds. Rassurez-vous, chères lectrices, car on ne vous imposera pas comme modèle le petit pied de Cendrillon. Vous pouvez, sans cesser d'avoir un joli pied, laisser grandir le vôtre jusqu'à ce qu'il ait atteint une longueur de vingt et un à vingt-trois centimètres et une largeur de vingt à vingt-deux prise autour du métatarse, c'est-à-dire entre le cou-de-pied et les orteils.

Avez-vous la cheville fine et le mollet rond et bien dessiné ? C'est de toute rigueur pour la beauté. Si donc vous remarquez la moindre irrégularité, il faut y remédier tout de suite. C'est simple : la *Tonicine Phryné* développe et la *Pâte Cardinal*, dont je parlerai plus loin, réduit et amincit.

J'ai là sous les yeux le modèle en carton d'une

---

(1) Voir le moyen d'*amincir* les diverses parties du corps et notamment le cou, page 76.

élégante main de femme. Sa longueur, du poignet à l'extrémité du médius, est de quinze centimètres ou plus exactement de cent quarante-sept millimètres. Le pourtour, pris à la base des doigts et non compris le pouce, est de cent quarante-deux millimètres. Rien ne manque à mon modèle artistiquement peint : tous les pores et les replis de la peau des articulations y sont rigoureusement représentés ; les ongles, particulièrement, sont, dans leur splendeur, d'un naturel frappant, rosés et brillants.

Terminant ici le portrait théorique d'une femme, ou plutôt son dessin géométrique, je vais maintenant examiner en détail ces différentes formes, les modifications qu'elles peuvent présenter et les moyens dont on dispose pour remédier à leurs irrégularités. Mais il me faut dire de suite à mes lectrices que les *rides*, qui vieillissent tant, s'effaceront sous l'influence de la *Tonicine Phryné* et des *massages* (voir au chapitre suivant). Pour *amincir* le *nez*, le *cou*, les *lèvres* et les *oreilles*, faites des frictions journalières à l'aide de la *Pâte Cardinal* ; durée du traitement : de deux à quatre mois.

Peut-on, à l'aide des ressources actuelles de la science, provoquer une *croissance* artificielle chez une personne adulte ? En théorie et en pratique l'affirmative se démontre. On peut essayer le traitement avec toutes les chances de succès jusqu'à un âge très avancé. L'augmentation que l'on peut obtenir dépend surtout de la durée et de l'intensité du traitement. J'ai pu constater, chez une personne jeune, il est vrai (vingt-six ans), une croissance artificielle de *six* centimètres en huit mois de traitement. Au bout de l'année, cette croissance atteignit *dix* centimètres. Le traitement s'était effectué dans les meilleures conditions possibles, et toutes les formes s'étaient développées parallèlement avec la taille. L'allongement s'étant uniformément réparti sur toutes les parties du corps, les membres et les formes avaient conservé leurs proportions. Seul, le visage, n'ayant pas été modifié, a conservé la finesse de ses traits. Cette particularité a été d'ailleurs observée dans tous les cas.

D'une façon générale, la croissance ne se produit pas régulièrement pendant toute la durée du traitement. Elle se manifeste par soubresauts irréguliers de huit à quinze jours de durée, puis cesse, pour reprendre un mois ou deux après.

Le traitement à suivre consiste à se donner une alimentation puissante et simple (lait, œufs, viandes saignantes, féculents, vins généreux), et à faire tous les jours au moins deux ou trois heures de promenade, soit à pied, soit en voiture. Tous les deux jours, on prendra un bain tiède (25°) de cinq à dix minutes de durée et dans lequel on fera dissoudre deux doses de *Royal Bain*. Une fois par semaine, on se fera administrer une douche écossaise.

Bains et douches seront suivis d'une friction sèche, rapide, et ensuite, et surtout, d'une application de *Tonicine Phryné* aux points suivants : chevilles, genoux, hanches, colonne vertébrale, coudes, épaules. Frictionnez alors les parties désignées pour activer l'infiltration de la *Tonicine Phryné* dans les tissus. Essuyez et terminez par une friction à l'eau de Cologne.

On complétera ce traitement par une médication phosphatée. Prenez du glycérophosphate de chaux granulé ou mieux encore une solution de biphosphate de chaux arséniée à la dose de deux cuillerées à soupe par jour.

Le rôle essentiel, dans ce traitement, revient évidemment à la *Tonicine Phryné*. L'hygiène dont on accompagne son application est là pour préparer le terrain et développer son action stimulante et génératrice. Par pénétration, elle arrive dans les tissus profonds où elle stimule la cellule nerveuse, en même temps qu'elle fournit à la cellule musculaire et à la cellule osseuse les éléments nécessaires à leur développement et à leur prolifération. C'est ainsi qu'aujourd'hui on explique scientifiquement les propriétés merveilleuses de l'une des fameuses recettes de Dzara ; car c'est bien grâce à ce produit, lequel a encore été perfectionné, que Phryné a été si rapidement métamorphosée de mièvre joueuse de flûte en une des plus belles femmes ayant jamais existé.

*
* *

L'application locale de la *Tonicine Phryné* réussit
à merveille pour *développer* et *raffermir* les muscles
ou toute autre partie charnue *(seins, mollets, hanches, bras, épaules, etc.)*, et pour effacer les *rides,*
ainsi qu'on le verra plus loin.

Pour les *seins* surtout, la *Tonicine Phryné,* combinée avec le massage pratiqué comme il est expli-
qué au chapitre suivant, donne de merveilleux résultats. Une belle poitrine est, on le sait, le charme le
plus apprécié dans une femme ; c'est aussi malheureusement un de ceux que la nature prodigue le
moins. Pour être d'une enlaçante et voluptueuse
beauté, la poitrine doit avoir une éclatante blancheur ; les seins doivent être fermes, assez développés, sans cependant prendre des dimensions exagé-
rées. La gorge doit avoir des lignes gracieuses,
émouvantes, ne présenter aucun creux (salières) et
se relier au cou en une ligne harmonieuse.

Le charme émotionnant que cause une belle poitrine a suscité une foule d'inventions pour le traitement des seins, traitements internes et externes. Ces
derniers, on le conçoit, doivent être plus efficaces,
puisque le spécifique, au lieu de se disperser dans
l'organisme et de provoquer forcément un développement général, par conséquent prédisposer à l'obésité, se trouve localisé sur la partie recouverte et

borne évidemment son action à cette partie. Alors que les traitements internes amènent une dégénérescence graisseuse dans la couche dermique, en général, et provoquent un accroissement des glandes mammaires (ce qui donne de la flaccidité aux seins) les traitements externes, en développant la couche des tissus conjonctifs du derme, donnent, au contraire, des formes harmonieuses et de la fermeté.

Les jeunes filles dont le développement des seins laisse à désirer, comme les femmes dont la poitrine n'a pas acquis l'ampleur voulue, trouveront donc, dans l'emploi de la *Tonicine Phryné*, le plus précieux traitement et peut-être le seul véritablement scientifique, qui ait été préconisé jusqu'à ce jour.

Pour les personnes dont le développement des seins est normal, mais dont la *fermeté* ou les *contours* ont été altérés, par suite de l'âge ou d'autres causes (allaitement, crevasses, abcès, etc.), la *Tonicine*, par ses propriétés nutritives et stimulantes, agit de façon tout à fait remarquable.

Il en est de même pour *arrondir* les *épaules*, combler les *creux* ou salières, harmoniser les lignes de la *gorge*, poteler les *bras*, les *jambes*, développer les *hanches*, les *mollets*, etc.

Dans tous les cas, quelle que soit la partie traitée, il importe de bien appliquer le traitement de la façon suivante :

Faites précéder l'application de la *Tonicine* d'un lavage à l'eau tiède et au savon ; donnez la préférence au *Savon Athéna*, qui a la propriété de dilater momentanément les pores ; séchez l'épiderme et appliquez alors une couche de *Tonicine Phryné*. Faites des frictions ou mieux procédez à un léger massage de cinq à quinze minutes de durée. Excitez ensuite les fibres musculaires lisses de la partie massée par des attouchements légers et des titillations de la pointe, de façon à provoquer des frissons (1). Au bout d'un temps qui, selon les tempéraments, varie de un à trois mois, on s'aperçoit que les seins ainsi traités ont subi une métamorphose complète : ils sont devenus pleins de santé, opulents et fermes.

On peut ainsi *arrondir* très facilement les formes, faire disparaître les *saillies osseuses*, les *rides* et donner de la *fermeté* aux diverses parties du corps.

C'est à ce produit que Mlle Marguerite B.-S., la célèbre danseuse de l'Opéra, doit les *mollets* qui font l'admiration de tous les habitués de notre Académie Nationale de Musique.

Sa camarade, Mlle Liliane J., a obtenu, par la *Tonicine Phryné* également, cette *poitrine opulente* dont un poète connu a dit que c'était « un bouquet de lis qui s'élève au-dessus des deux monts d'amour aux pointes vermeilles ».

-----

(1) Les titillations ont pour effet de contracter les fibres musculaires lisses que contient le derme et de provoquer, par ces contractions transversales, de l'augmentation en volume et de la fermeté.

La célèbre chauffeuse Irma-Cybèle D., qui est, en outre, la plus belle de nos demi-mondaines parisiennes, avait naguère, m'a affirmé l'un de ses intimes, des *hanches* à peine formées, et elle porte aujourd'hui, grâce à l'emploi de la *Tonicine Phryne*, les plus belles hanches du bataillon de Cythère, ce qui lui a valu le surnom de *Vénus Callipyge*. Elle n'en a pas moins conservé une taille d'une sveltesse exquise.

Je pourrais multiplier les exemples à l'infini. Aussi bien chez la jeune fille, « cette lueur de rêve qui n'est pas encore une statue », que chez la femme, les résultats sont extraordinaires. C'est le seul produit qui, à mon avis, développe aussi gracieusement les formes et efface aussi complètement les rides du corps et du visage en vivifiant les muscles.

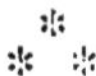

Si des formes harmonieusement arrondies sont nécessaires à la beauté, un *embonpoint* trop développé dépare complètement une femme. Or, l'*obésité* est malheureusement une infirmité qui atteint très souvent le sexe aimable.

A Sparte, un homme ou une femme obèses étaient cités devant le tribunal de la nation et plusieurs Spartiates furent exilés pour avoir un embonpoint excessif qui semblait être une preuve de mollesse.

Nos lois sont fort heureusement plus douces à ce

point de vue. Mais un *fort ventre* n'en reste pas moins très disgracieux.

Pour se prémunir contre l'obésité, on devra faire de l'exercice, ne pas trop boire ni manger, sans exagération cependant, c'est-à-dire se priver seulement du superflu, ne pas faire trop grasse matinée, prendre fréquemment des bains tièdes à vingt ou vingt-cinq degrés, contenant une dose de *Royal Bain*. L'action stimulante du *Royal Bain* explique comment la cellule musculaire dissipe, à son avantage, les globules gras et les cellules graisseuses. De sorte que non seulement la couche graisseuse est lentement résorbée, mais encore le tissu musculaire se tonifie, à ses dépens, grâce au *Royal Bain*, et les chairs reprennent, en diminuant de volume, toute la *fermeté et l'élasticité* de la jeunesse.

Si, malgré cela, l'obésité survient, je ne connais qu'un seul moyen de la faire disparaître : c'est de prendre, matin et soir, une ou même plusieurs (on peut aller jusqu'à six par jour) des célèbres *Pilules Psyché*, qui ont eu toujours les suffrages des grands médecins.

On sait que les courtisanes grecques et romaines, les impératrices de Rome, les reines de l'Orient connaissaient déjà ces précieuses Pilules et s'en servaient pour se préserver contre un embonpoint trop grand. Dans des temps moins éloignés de nous, Blanche de Castille, mère de saint Louis; Marie de Brabant, la charmante épouse du roi Philippe III;

la gracieuse reine Marguerite de Bourgogne, femme de Louis X ; Diane de Poitiers, favorite de Henri II ; Ninon de Lenclos et Marion Delorme, les deux grandes courtisanes du xviie siècle ; la ravissante Henriette d'Angleterre, belle-sœur et amie trop intime de Louis XIV ; Mme de Montespan et Mlle de Fontanges, favorites de Louis XIV ; la brillante duchesse de Châteauroux, favorite et conseillère de Louis XV ; la coquette reine Marie-Antoinette ; sa grande amie, la belle princesse de Lamballe ; la célèbre danseuse Marie-Anne de Camargo, que son jaloux protecteur, le comte de Clermont, essaya en vain d'arracher à l'Opéra ; Mlle George, la grande tragédienne qui fut aimée de Napoléon Ier ; toutes ces femmes illustres et beaucoup d'autres... et aussi, pourrait-on ajouter, un nombre non moins considérable d'hommes (François Ier, Henri IV, Richelieu, Louis XIV, le grand Condé, Napoléon Ier, etc., etc.), ont lutté contre leur embonpoint par l'emploi des *Pilules Psyché*.

Le grand mérite de ces pilules, c'est d'être d'une efficacité absolue, tout en ne présentant aucun danger pour la santé, contrairement à la plupart des produits similaires (iodures, tisanes, thés, lotions, savons, produits thyroïdiens, etc.) qui sont ou inefficaces ou dangereux. De plus, les *Pilules Psyché* ne nécessitent ni changement dans les habitudes, ni régime alimentaire spécial. D'aussi précieuses qualités expliquent la grande faveur qu'elles ont eue de tout temps, faveur qui n'a fait que s'accroître lorsque, assez récemment, d'importantes découvertes scientifiques ont permis d'augmenter encore les puissantes propriétés de ces Pilules.

Non seulement les *Pilules Psyché* réduisent le ventre, mais elles *amincissent la taille et les hanches* de façon à donner toute la sveltesse désirable ; elles effacent les *doubles mentons*, font disparaître les *bajoues* et les *bouffissures* du visage ; en un mot, elles font se fondre toutes les cellules de graisse qui déparent la beauté féminine.

VI

LE TEINT. — BOUTONS ET TACHES DE TOUTE SORTE. — FARDS, SAVONS, POUDRES DE RIZ, CRÈMES, EAUX DE TOILETTE, ETC. — LES RIDES. PEUT-ON LES PRÉVENIR ET LES FAIRE DISPARAITRE? — MASSAGE. HISTORIQUE. NOTIONS PRATIQUES. — POILS ET DUVETS.

Influence de la température sur le teint. — *Fards, crèmes, poudres de riz, savons,* etc. — Comment on peut *blanchir* sûrement et rapidement l'épiderme. — *Taches de rousseur, éphélides, dartres, marbrures, points noirs,* etc. — Artifice de Joséphine de Beauharnais et de Marie Mancini. — *Les Rides.* — Comment les prévenir et les guérir. — *Le Massage.* — Historique et notions pratiques. — *Poils et duvets;* dépilatoires.

> Les dons acquis, les charmes empruntés
> Donnent un lustre au couchant des beautés.
> L'Amour, fidèle a leurs flammes constantes,
> Se glisse encore sous des rides naissantes ;
> Et pour régner jusqu'aux derniers instants,
> Sème de fleurs les ruines du temps.
>
> BERNARD.

La pureté, l'éclat et la fraîcheur du teint, la transparence et la blancheur harmonieusement rosée de la peau sont des conditions indispensables à la beauté. Quelque réguliers, en effet, que soient ses traits, une femme ne sera pas belle, si elle a une peau trop pâle ou jaune ou basanée ou violette. Il faut aussi que l'épiderme soit fin, velouté, non luisant, c'est-à-dire mat. La portion épidermique qui recouvre les articulations est plus foncée (cou, genou, coude, etc.) et cela est dû à l'épaisseur qu'elle prend lorsque le mouvement de l'articulation ne distend pas la peau.

L'influence climatérique se fait vivement sentir sur l'épiderme. Le soleil brûlant de l'été, la brise salée des plages ternissent les fins minois. Évitez donc de vous exposer à ces intempéries, ou sinon il faudra avoir recours à certains artifices. Plusieurs maladies et plus particulièrement celles du foie, l'atonie du tube digestif, les tumeurs, etc., altèrent la couleur du visage.

L'insomnie ternit aussi le teint et il importe de la combattre énergiquement. Il suffira souvent, pour retrouver le sommeil, d'avoir recours aux bains (dans lesquels on fera dissoudre une dose de *Royal Bain*), aux douches, aux promenades au grand air, aux exercices physiques, à une nourriture légère et simple, à la suppression du café et des liqueurs. Si, malgré cela, l'insomnie persiste, on agira sagement en consultant le médecin.

*
* *

Pour entretenir soigneusement la *blancheur du teint*, je recommande particulièrement à mes lectrices l'usage des *Produits Athéna*. Leur préparation est irréprochable, et leurs propriétés sont éprouvées de si longue date qu'on ne saurait en nier les heureux effets.

Faites votre toilette avec le *Savon Athéna*, agréable et rafraîchissant ; il donne du *mat*, de la *blancheur* et de la *souplesse* à l'épiderme. Passez ensuite sur le visage une légère couche de *Crème Athéna* ; enlevez-en la plus grande partie à l'aide d'un linge fin ou d'un tampon de coton hydrophile, et poudrez enfin avec la *Poudre de riz* ; enlevez l'excès, de façon à n'en laisser que des traces peu apparentes.

Si vous êtes pâlottes, après avoir employé la *Crème Athéna*, colorez les parties convenables avec le *Fard Thaïs*, rouge ou rose, suivant votre teint. La *Poudre de riz* venant par-dessus masquera complètement l'artifice.

Les résultats seront merveilleux, et je suis sûr que beaucoup d'entre vous, aimables lectrices, me seront reconnaissantes des indications précieuses que je leur fournis ici.

Si votre teint est foncé, pour des raisons que j'ai données plus haut, et si votre épiderme est noir à la hauteur des articulations (cou, genou, coude, etc.), retenez soigneusement la recette suivante :

Après avoir lavé à l'eau tiède et au *Savon Athena*, à l'aide d'une brosse à main, la partie à blanchir, recouvrez celle-ci de *Crème Calypso* et laissez en contact cinq à dix minutes. Enlevez l'excès à l'aide d'un tampon de coton hydrophile ou d'un linge fin. Avis aux élégantes qui veulent se décolleter.

La blancheur de neige sera obtenue par l'usage journalier du *Lait Calypso*, que l'on versera dans l'eau de toilette ou que l'on appliquera pur en lotions, à l'aide d'un linge fin. Pour obtenir le maximum d'effet, faites de temps à autre, ensuite, une très légère application de *Crème Calypso*. L'usage combiné de ces deux produits fera disparaître *sûrement* et *définitivement*, en peu de temps, les *taches de rousseur* (éphélides), les petites *dartres* du visage, les *teints violacés*, les *stries*, les *marbrures*, les *points noirs* des ailes du nez, etc.

J'insiste particulièrement sur les propriétés de ces deux produits : *Lait Calypso* et *Crème Calypso*, seuls capables de vous donner, comme à l'héroïne du poète, un teint qui :

> « . . . . . par sa fraîcheur,
> » Par son éclat, par sa blancheur,
> » Rendra les lis jaloux, fera honte à la rose. »

Parmi les nombreuses anecdotes se rapportant à la *Crème Calypso*, j'en citerai deux.

L'une a pour héroïne Joséphine de Beauharnais, première épouse de l'empereur Napoléon Ier, laquelle avait, dans sa jeunesse, un teint bronzé, ainsi que toutes les femmes de la Martinique d'où elle était originaire. Or, ses biographes s'accordent à dire que, bien avant d'être répudiée par son impérial époux, elle avait réussi à transformer complètement son teint, grâce à l'emploi d'une crème spéciale dite *Crème Calypso*.

La Rochefoucauld raconte également, au sujet de Marie Mancini, nièce du cardinal de Mazarin et intime amie du roi Louis XIV, un fait semblable : Marie, dont l'esprit ne pouvait faire oublier la laideur du corps et surtout le teint basané, faisait grand usage de la *Crème Calypso*, et obtint des résultats à ce point merveilleux que son teint devint aussi clair que celui de sa sœur, la blonde Olympe. Il est piquant de constater que la jeune Marie Mancini et la veuve du vicomte de Beauharnais usèrent du même artifice pour gagner le cœur de leur souverain (1).

---

(1) Je donne ici quelques recettes que l'on peut employer :

EAU ANTIDARTREUSE

Eau de roses.	250 grammes.
Céruse	15 —
Sulfate d'alumine	12 —
Sublimé corrosif.	6 —
Blanc d'œuf.	Nº 1

S'applique avec précaution en compresses contre les dartres.

POMMADE POUR LE TEINT

Cire blanche.	2^{gr},0
Blanc de baleine	2^{gr},0
Huile d'amandes.	30^{gr},0
Eau commune.	24^{gr},0
Baume de la Mecque.	0^{gr},6

Faire liquéfier la cire et le blanc de baleine dans l'huile,

La *Société des Produits Athéna* est seule propriétaire de ces deux produits justement célèbres (lait et crème Calypso) dont elle possède la secrète composition mise à point avec les progrès de la Science.

*
* *

Les *rides* sont, sans conteste, les plus cruels ennemis de la beauté féminine. Aussi, que de larmes elles font verser, surtout lorsqu'elles marquent leurs désastreuses traces sur le visage d'une femme jeune encore !

Longtemps, on a pensé qu'il était impossible, sinon de les prévenir, du moins de les effacer. Et ce n'a pas été l'une des moindres victoires de la science que de terrasser ce terrible ennemi de la femme.

Beaucoup de traitements ont été préconisés contre les rides. Je n'en retiendrai qu'un seul, celui ayant déjà fait ses preuves et dont la haute valeur scientifique n'est mise en doute par aucune autorité du monde savant : je veux parler du massage précédé de l'application d'une pâte spéciale.

---

verser dans un mortier chauffé à l'eau bouillante ; battre vivement, puis ajouter peu à peu l'eau et enfin le baume.

AUTRE RECETTE

Sous-nitrate de bismuth	3 grammes.
Cold cream	30 —
Essence de violette	10 gouttes.
Teinture de benjoin	30 —

A ce propos, on me permettra d'ouvrir une parenthèse sur le massage qui, à juste titre, devient très en faveur depuis quelques années.

* *
*

Le massage remonte à la plus haute antiquité ; on en trouve trace, en effet, dans les écrits des Indous et des Chinois, notamment dans le célèbre ouvrage indou *Susruta*, et dans le *Cong-Fou*, le plus ancien livre des Chinois.

De l'Asie, la connaissance du massage semble être passée d'abord en Grèce, puis à Rome. César, raconte Plutarque, se faisait pétrir chaque jour par un esclave pour se guérir d'une névralgie.

Le christianisme ascétique du moyen âge répudia toutes les pratiques du paganisme et avec elles la gymnastique médicale.

En 1740, l'Anglais Francis Fuller fit paraître un ouvrage : *La Gymnastique médicale ou A chacun son propre médecin*, qui fit grand bruit et devint le signal de plusieurs publications analogues dans tous les pays.

Mais la mécanothérapie ne devait prendre une véritable impulsion que longtemps plus tard, grâce aux efforts du Suédois Ling. Son grand ouvrage *Principes généraux de la gymnastique*, auquel il travailla de 1834 jusqu'à sa mort (1839), fut complété par ses élèves, les docteurs Liedbeck et Gregorii. En même temps, Martin (de Lyon) faisait connaître les bons résultats obtenus par la même méthode dans le traitement du lumbago.

Ling et ses élèves pratiquaient principalement les mouvements actifs et passifs et employaient peu les manipulations. Vers 1860, ce sont ces dernières qui, au contraire, furent principalement employées en France, sous le nom de *massage*, et elles furent d'abord étudiées par Rizet, Magne, Elleaume, Quesnois, Lebatard, Millet et Estradère.

On doit observer ici que, jusqu'à ces dernières années, le massage avait été peu en faveur auprès des médecins français, alors que, depuis longtemps, des savants de premier ordre contribuaient à sa diffusion à l'étranger et particulièrement en Suède, en Allemagne, en Autriche, en Russie et en Amérique.

On peut acquérir soi-même les connaissances nécessaires pour pratiquer le massage, sans qu'il soit besoin de suivre des cours spéciaux. Ce n'est que lorsqu'il s'agit du traitement d'une maladie proprement dite qu'il est nécessaire de recourir à uns pécialiste ou pour les rides profondes et anciennes. Mais, dans la plupart des cas envisagés dans cet ouvrage, on pourra, avec de l'attention et un peu d'habitude, arriver soi-même à de bons résultats.

Au sens vrai du mot, le massage (de *masser*, pétrir) consiste à pétrir les régions malades Mais cette définition est trop étroite, le massage comprenant une foule de manipulations qu'on a plus exactement désignées sous le terme générique de *traitement mécanique* ou *mécanothérapie*.

On divise les manipulations de massage en *manœuvres sur place* et *manœuvres de déplacement*. Les premières agissent par répétition sur un même point; les secondes, par le passage d'un point malade à un autre.

Parmi les manœuvres sur place, on range : les *pressions*, les *percussions*, les *chocs*, les *hachures*, les *pincements*, les *ébranlements* ou *vibrations*, le *pétrissage*. Dans les manœuvres de déplacement, on comprend : *l'effleurage* ou *effleurement*, les *frictions* et les *frottements*. Mais il n'y a pas de limite bien déterminée : d'une manœuvre sur place, on passe, sans interruption, à une manœuvre de déplacement, par exemple le pétrissage se change souvent en frictions.

Pressions. — Se font de nombreuses façons, suivant la surface que l'on veut traiter : on se sert d'un ou de plusieurs doigts, et l'on appuie soit avec la pointe des doigts soit avec les phalanges, les doigts étant recourbés. Appuyer d'abord légèrement, puis aller en accentuant, mais sans jamais se faire du mal ; suivre toujours la direction du sang dans les veines, c'est-à-dire en allant des extrémités des membres vers le cœur.

Percussions, chocs, hachures. — Tandis que la pression agit d'une façon prolongée, ces trois malidœuvres ne permettent qu'une action momentanée, subite. La percussion se fait par l'extrémité des doigts demi-fléchis ; l'effet est très doux et convient notamment aux névralgies de la tête.

Le choc s'exécute avec la main complètement tendue et rigide, soit avec les extrémités réunies des doigts, soit avec le poing ; s'emploie pour les rhumatismes, névralgies des grosses masses musculaires ou quand on veut exercer une action puissante.

Le hachage a encore une action plus énergique ; il n'est applicable qu'à de grands groupes musculaires (dos, cuisses, jambes, bras, etc.). Il se fait avec le tranchant des doigts étendus ou avec la main, selon l'effet visé.

Pincements (malaxations). — Lorsque les parties molles sont élastiques, on obtient de surprenants effets avec cette manipulation. On pince la partie malade, entre le pouce et les quatre autres doigts de la main et l'on soulève, puis on lâche brusquement.

Broiement, attrition. — On pince comme ci-dessus ; mais le pouce seul remue, les quatre doigts restant au repos.

Effleurage ou *effleurement.* — Frôler légèrement, en caresse, les parties malades, en allant toujours dans le sens du courant veineux.

Frictions, frottements. — Dérivent des mouvements sur place. Ne sont autre chose qu'une *pression douce avec déplacement.*

Utiles conseils. — Avant de se masser, on doit,

tout d'abord, *épiler* la partie qu'on veut traiter ; puis, pour activer la puissance du massage, il faut oindre d'une pommade spéciale cette partie et, dans ce cas, la *Tonicine Phryné* est un produit merveilleusement efficace. Aseptiser les mains et les instruments servant au massage (1).

* *
* *

Le massage a été appliqué récemment dans toutes les affections possibles. C'est peut-être aller un peu loin et passer d'un extrême à l'autre. Mais j'estime, avec mon savant confrère le Dr J. Schreiber, de Vienne, que le traitement mécanique sera couronné de succès dans tous les cas où il s'agit :

1° De produire un afflux sanguin plus considérable sur un point déterminé et d'exciter la circulation, de fortifier les fibres musculaires et de produire un changement moléculaire par les ébranlements répétés dans les fibres musculaires et nerveuses ;

2° De faire disparaître et résorber les exsudats, les épanchements, les infiltrations dans les organes et les parties accessibles, de détruire les adhérences dans les gaines tendineuses et les articulations ;

3° De produire une oxydation énergique du sang dans les muscles et, par ce moyen, d'en modifier la

---

(1) Pour cela, il suffit de les laver dans de l'eau additionnée d'un antiseptique (eau boriquée, par exemple).

composition ; de donner à l'organisme une stimulation plus énergique.

Il serait trop long de donner dans ce livre, la liste des innombrables maladies traitées avec succès par le massage. Je me contenterai d'appeler l'attention de mes lecteurs sur les cas qui rentrent directement dans le cadre de cette étude.

Ce seront d'abord les *Rides* qui, rarement, résistent à un traitement judicieusement appliqué. On procédera par *frictions*, après avoir, au préalable, recouvert la partie à traiter d'une couche de *Tonicine Phryné*. Le massage répété chaque jour pendant un temps dont la durée dépend évidemment de plusieurs facteurs (âge de la personne, ancienneté des Rides, tempérament, etc.) donne des résultats tout à fait surprenants.

Les fibres musculaires étant fortifiées, les muscles reprennent l'état normal ; les tissus se resserrent, les vides se comblent ; en un mot, les rides disparaissent comme par enchantement et le corps, retrempé dans un bain de Jouvence, reprend sa fraîcheur et sa jeunesse d'antan.

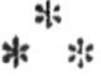

Pour les diverses rides du visage, voici quelques notions qui pourront être d'une grande utilité pour mes lectrices.

Après le bain, frottez légèrement le visage avec un

émollient — une crème très pure (la tonicine Phryné, par exemple) — puis, avec l'extrémité charnue de trois doigts de chaque main, commencez à frotter les pommettes avec un mouvement rotatoire très léger de bas en haut et en dehors, dans la direction des tempes. Ce mouvement a pour but de développer les muscles des joues et d'effacer les *lignes paraissant aux coins de la bouche*. Il va sans dire qu'une amélioration ne se produit pas immédiatement, car les tissus appauvris devront être reconstruits par une circulation active du sang.

Massez ensuite de la même manière les muscles des tempes, afin de faire disparaître les rides qui s'y trouvent et les *pattes d'oie*. Un autre mouvement destiné à enlever les petites *lignes qui cernent les yeux*, consiste à tendre la peau avec le troisième doigt et l'index et à passer l'extrémité charnue des doigts de l'autre main sur la surface tendue.

Pour faire disparaître les *rides remontant des coins de la bouche aux pommettes* des joues, on pétrit légèrement et rapidement les muscles de cette partie du visage. Employez le pouce et l'index et pincez très doucement la chair, en montant vers l'oreille. Ce mouvement fidèlement exécuté ne manquera point de fortifier les tissus et d'arrondir les joues creuses. Lorsque la chair est molle et flasque et que les joues sont pâles il est bon de les tapoter légèrement. Fermez la bouche — sans la comprimer — et gonflez les joues très peu, tandis qu'avec les doigts des deux mains on tape alternativement. Ces tapes devront être rapides, légères et données du poignet. Ce traitement fera monter le sang au visage et donnera de l'éclat au teint.

Pour faire disparaître *les lignes horizontales sur le front*, passez les doigts allongés au-dessus des yeux à leurs coins intérieurs et frottez de bas en haut et en dehors, dans un mouvement rotatoire décrivant un petit cercle ; *les lignes verticales*, que l'habitude, la douleur ou la pensée ont gravées entre les yeux sont plus difficiles à effacer et peuvent être traitées de deux manières. On prend la chair entre le pouce et l'index, en la roulant de bas en haut. L'autre mouvement est exécuté avec les deux index seulement, qui passent sur les rides en dessinant une ellipse allongée.

Pour *les rides au-dessus et au-dessous des yeux*, frottez légèrement avec les doigts du milieu dans un mouvement rotatoire montant du nez vers les tempes. La délicatesse de ces tissus et de l'organe qu'ils entourent exige le plus grand soin dans leur manipulation. Si les muscles sont distendus et les paupières flasques et tombantes, il serait avantageux de se faire donner un traitement spécial par un professionnel.

Comme la peau du nez est prompte à trahir les différents troubles de l'organisme il serait bon de lui accorder un soin tout particulier. Frottez doucement, mais en pressant avec une certaine force et en ayant soin d'employer les doigts du milieu pour manipuler l'organe depuis l'extrémité et les ailes du nez jusqu'au sommet.

*
* *

Je rappellerai que le développement et la fermeté des seins sont obtenus, ainsi que nous l'avons vu, par l'emploi combiné du massage et de la tonicine Phryné.

Mais si l'on applique le massage sans *Tonicine Phryné* dont l'effet est de *développer* et si, au contraire, on l'emploie avec une composition *réductrice*, telle que la *Pâte Cardinal*, l'on obtient alors, au lieu d'un développement, une réduction. Dans les deux cas, le massage a pour but, en faisant pénétrer la substance dans les tissus, d'en augmenter les effets. C'est ce qui explique pourquoi *l'obésité, les doubles mentons, bajoues, plis de l'abdomen, etc.*, des formes en général, disparaissent sous l'influence du massage,

On doit, suivant la partie qu'on veut tonifier ou amincir et selon l'intensité du résultat que l'on poursuit, pratiquer un mode de massage plus ou moins actif et en appuyant plus ou moins fort, mais toujours en faisant précéder les manœuvres d'une application de tonicine Phryné, s'il s'agit de développer, ou de Pâte Cardinal si l'on veut amincir la partie traitée.

Comme *moyen preventif* contre les *rides, l'obésité* et pour *affermir les chairs*, on ne saurait trop recommander de revenir aux pratiques des Grecs et des Romains qui, au sortir du bain quotidien, se faisaient toujours masser après avoir oint le corps de pommades particulières.

*   *
*

De tout temps, les femmes ont considéré, avec raison, que les poils poussant, soit sur leur visage, soit sur leurs seins, leurs bras ou leurs jambes, déparaient leur beauté.

Aux temps primitifs, les femmes coquettes que la nature avait malicieusement gratifiées de cet attribut masculin n'hésitaient pas à s'arracher les poils disgracieux de leur corps. Ce procédé barbare, qui ne devrait plus être suivi que par les peuplades sauvages, est cependant encore celui employé par certaines femmes de nos jours et de nos pays. Elles ignorent certainement que la science met à leur disposition des produits *(dépilatoires)* qui font disparaître les poils et duvets, sans occasionner aucune douleur, ni irritation de la peau. Du reste, en s'arrachant les poils, il est rare que la racine soit extraite, de sorte que les poils arrachés repoussent presque toujours. Cette douloureuse opération peut occasionner, de plus, une inflammation de l'épiderme et elle engendre toujours des rides précoces.

Aussi, les Grecques et les Romaines, soucieuses de la beauté de leur corps, usèrent-elles de nombreuses pâtes épilatoires. Malheureusement, ces pâtes étaient généralement à base de chaux vive et produisaient souvent des affections cutanées. Certains industriels peu scrupuleux n'hésitent cependant pas à mettre en vente des produits semblables ou même des pâtes dans la composition desquelles on retrouve des corps plus dangereux encore, tels que le mercure, le plomb, l'arsenic, etc.

On a utilisé l'électricité pour l'épilation : une cautérisation électrolytique bien localisée détruit, en effet, le bulbe et le follicule pileux. Mais cette opération peut être dangereuse si elle n'est pas pratiquée par quelqu'un de très expérimenté; elle est toujours assez scabreuse, car on risque de donner un courant trop fort qui produirait sur la peau des taches blanches.

Certains ont préconisé l'épilation radioscopique au moyen des rayons Rœntgen qui ont la propriété de déraciner les cheveux; mais ces rayons ont le grave inconvénient de produire des lésions et des inflammations douloureuses.

On a recommandé aussi l'épilation au moyen de l'eau oxygénée; outre que cette eau n'agit qu'avec une extrême lenteur — il faut faire des lavages pendant une semaine au moins — elle ne détruit aucunement la racine des poils, et ceux-ci ne tardent pas à repousser.

Le dépilatoire le plus justement célèbre est l'*Épilateur Nil*, et il en est fait grand usage dans le monde du théâtre, comme dans celui des salons. C'est aussi ce produit qu'emploient nos plus illustres chirurgiens dans les opérations demandant l'épilation complète d'une partie du corps.

L'*Épilateur Nil* détruit instantanément et sans aucune douleur les poils ou duvets. Il donne du velouté à la peau et son usage ne présente aucun inconvénient.

Il est d'une application très simple, puisqu'il est préparé sous forme de crème rosée. C'est le seul produit, à ma connaissance, qui puisse donner pleine et entière satisfaction.

VII

LES MAINS ET LES PIEDS.

Chiromancie et chirognomonie. — Comment doit être une belle
main. — Moyen d'acquérir des doigts *effilés*, *fuselés*, —
Une anecdote sur le cardinal Mazarin. — Comment se
débarrasser des poils et duvets disgracieux. — Beauté des
pieds. — Napoléon Ier et Mlle George. — Moyen d'avoir un
joli petit pied rose. — *Transpiration* des pieds : moyen de
la combattre.

Par leurs nombreux nerfs, les mains sont en rap
port étroit avec le cerveau. C'est pourquoi la *chiromancie* (art de prédire l'avenir par l'examen des
mains), et mieux encore, la *chirognomonie* (art qui
permet de connaître le caractère d'une personne par
la seule inspection de ses mains), reposent, en réalité, sur de sérieuses bases scientifiques. Il est vrai
que ces deux arts ont été envahis, le plus souvent,
par de simples charlatans qui exploitent la crédulité

de la foule. Mais des savants, tels que Hippocrate, Anaxagore et Artémidore, dans l'antiquité ; les docteurs Falret et Papus, de nos jours, ont tiré de cette science des indications précieuses. Il n'entre pas dans le cadre de cet ouvrage de résumer ici ces indications : je parlerai seulement de la main au point de vue de la beauté.

Une jolie main ne doit pas être trop grosse ; il ne faut pas, non plus, qu'elle soit maigre : une *petite* main potelée, avec des *doigts* bien *arrondis* et *effilés*, terminés par des *ongles* d'un *incarnat* pur, tel est, ce semble, l'idéal de la belle main.

La peau de la main doit être fine, d'un rose transparent, bien lisse et unie. On obtiendra facilement un pareil épiderme, si l'on fait un usage exclusif d'un savon irréprochable, tel que le *Savon Athéna*, qui réunit à de précieuses qualités hygiéniques un parfum suave. Point à craindre avec lui de ces rougeurs, de ces boutons, de ces éraflures de la peau qui proviennent, la plupart du temps, de la mauvaise qualité des savons que l'on emploie, encore que ces savons exhalent une odeur des plus agréables et soient recommandés au public par une réclame pompeuse.

Ce qu'il est surtout important d'obtenir, c'est le *fuselé* des doigts, c'est-à-dire forcer le doigt à changer, en quelque sorte, de forme, à *s'effiler*, à s'arrondir et à s'amincir dans le bout.

Aujourd'hui l'on n'attache plus la même importance à avoir une belle main qu'au temps où le très gracieux baisemain était de mode. Alors, on ne négligeait rien pour avoir une main distinguée, aristocratique. Les femmes des xviie et xviiie siècles, les petits abbés poudrés et musqués de la Régence, recherchaient tout particulièrement la beauté de la main et ils obtenaient le *fuselé* voulu de leurs doigts à l'aide d'une pâte spéciale dont Mlle Scudéry, une habituée de l'Hôtel de Rambouillet, raconte ainsi l'origine :

Le cardinal Mazarin, qui était jaloux de l'influence qu'exerçaient divers seigneurs sur Anne d'Autriche, s'ingéniait, par tous les moyens, à plaire à la reine et il était désolé d'avoir de gros doigts, charnus, ventrus et boursouflés. Il en fit part un jour à un moine de l'abbaye de Citeaux, lequel était fort versé dans la thérapeutique et était, de plus, un chimiste de grand mérite. Ce moine — Mlle Scudéry ne dit pas son nom — revint quelque temps après voir Mazarin et lui remit une pâte, qu'il appela *Pâte Cardinal*, capable, assura-t-il à Mazarin, de lui donner des doigts aussi délicieusement effilés que ceux du jeune et brillant Marsillac, duc de La Rochefoucauld.

Le cardinal n'ajouta guère foi, tout d'abord, à ce que lui avait dit le moine ; mais il fut tout surpris, après deux mois environ d'emploi de cette pâte, de constater que ses doigts s'étaient, en effet, complètement métamorphosés et qu'il n'avait plus rien à envier, à cet égard, aux élégants seigneurs de la *Cabale des Importants*, aux ducs de Vendôme, de Mercœur et de Beaufort. Il voulut combler de titres et d'argent le moine; celui-ci, affirme Mlle Scudéry, accepta l'argent pour son couvent, mais refusa les titres, préférant vivre au milieu de ses cornues plutôt qu'à la cour.

Tandis qu'on s'étonnait, dans l'entourage de Mazarin, de la métamorphose de ses doigts, le cardinal feignait aussi un étonnement qu'il ne s'expliquait pas; et il s'était bien promis de ne pas divulguer son secret. Mais il avait compté sans l'étourderie et l'indiscrétion de sa nièce, Olympe Mancini, qui donna un beau jour au duc de Beaufort une scrupuleuse copie de la recette de la *Pâte Cardinal*. Mazarin fut fort ennuyé, comme l'on pense, de cette comique aventure, et, de ce jour, il ne confia plus de secret à sa nièce Olympe.

Aussitôt connue de la cour, la *Pâte Cardinal* fit fureur et tout le monde en usa; depuis la reine Anne d'Autriche jusqu'à son premier aumônier, Potier, évêque de Beauvais.

De la cour, la renommée de cette fameuse pâte passa vite à la ville : Marion Delorme, Ninon de Lenclos, Mmes de Lafayette, de la Sablière et toutes les autres femmes célèbres de cette époque employèrent aussi la *Pâte Cardinal*.

Mlle Scudéry avoue qu'elle en eût usé elle-même si le ciel, dit-elle dans son langage précieux et exempt de modestie, ne lui avait donné « des doigts mieux fuselés que les plus jolis fuseaux ».

Paul de Gondi, coadjuteur de l'archevêque de Paris, qui fut l'âme de la Fronde, en faisait une grande consommation, dit le duc de Beaufort dans ses *Mémoires*.

L'abbé de Chaulieu, l'un des habitués du salon de la duchesse du Maine, sous Louis XV ; le cardinal de Rohan, ambassadeur de Louis XVI à Vienne, le triste héros de l'histoire du *Collier de la Reine*, firent aussi usage de la *Pâte Cardinal*, qui fut non moins ardemment recherchée de tous les élégants et les élégantes du xviiie siècle.

Aux femmes désireuses d'acquérir de jolis doigts, bien tournés, bien fuselés, en un mot, des doigts *distingués, aristocratiques*, je ne saurais mieux faire que conseiller cette célèbre pâte qu'affectionnait tout particulièrement Napoléon Ier.

Je leur conseille aussi, pour éviter les *gerçures* et les *rides*, de se laver autant que possible avec de l'eau tiède et de se servir exclusivement du *Savon Athéna*. Si, pour une raison quelconque, l'épiderme se ternit, faire une application de *Crème Calypso*. Ne pas sortir sans gants, lorsqu'il fait ou très froid ou très chaud ; si l'on veut avoir des mains recouvertes d'une jolie peau. S'il y a quelques *poils* disgracieux sur la main ou le poignet, les chasser impitoyablement à l'aide de l'*Épilateur Nil*.

Si vous suivez ces quelques prescriptions, vous

aurez, aimables lectrices, une main adorable, une vraie fleur à cinq pétales, qui fera regretter le temps de jadis, où le baisemain était tant en faveur.

*
* *

Les *pieds*, a dit Mme Hector Malot, dans son roman *Beauté*, sont « ce qu'il y a de plus délicieux dans la beauté féminine ».

Un petit pied rose, mignon, coquet, avec une fine cheville et de jolis doigts bien tournés, a toujours été considéré, en effet, comme l'un des plus charmants attributs de la beauté d'une femme.

La première fois qu'il reçut Mlle George — c'était à Saint-Cloud, en nivôse an X — Napoléon Ier, raconte F. Masson, la cingla de cette phrase : « Tu as gardé tes bas, tu as de vilains pieds ». Et l'auteur ajoute que « devant cet admirable bétail humain, dont il détaille la perfection, le défaut est si vivement apparu que la remarque est échappée.

« Nul plus que Napoléon Ier n'était sensible à la joliesse des pieds et des mains... Chez George, si belle à dix-sept ans, la tête, les épaules, les bras, le corps, tout était à prendre, hormis les extrémités, les pieds surtout, ces pieds que, à Amiens, deux ans auparavant, elle avachissait en des savates lorsqu'elle balayait, au matin, devant la maison de son père, chef d'orchestre et directeur de théâtre. » (1)

____

(1) *Napoléon et les femmes*, p. 134.

Aussi, l'impérial amant ordonna-t-il à la célèbre
tragédienne de faire une consommation très grande
de la " *Pâte Cardinal* " et les historiographes racon-
tent qu'en présence des résultats acquis, Napoléon Ier
se plaisait à dire, dans l'intimité, que sa plus belle
victoire, était celle remportée sur les pieds de
Mlle George, et qu'il la devait aux indiscrétions de la
nièce de Mazarin, religieusement enregistrées par
l'histoire, c'est-à-dire à la *Pâte Cardinal.*

Cette pâte, toujours sans rivale, est employée de
nos jours encore par toutes les vraies élégantes.

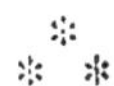

Je conseille de plus à mes lectrices, pour éviter les
douloureux ongles incarnés, de couper leurs ongles
à la *grecque,* c'est-à-dire en carré et non en rond ;
elles devront, en outre, ne pas porter de chaussures
trop étroites du bout.

Les *bains de pieds quotidiens* sont indispensables
en toute saison, mais surtout pendant l'été. On peut
se contenter de mettre un peu de gros sel de cuisine
dans l'eau tiède ; mais, si l'on a la peau sensible ou
si l'on veut lui communiquer un joli velouté, une couleur d'un rose tendre, raffermir les chairs, fortifier
l'épiderme et parfumer délicieusement les pieds, on
fera usage du *Royal Bain.*

* *

Pour diminuer la *transpiration* des pieds et chasser la mauvaise odeur dégagée par cette sueur, on se trouvera bien d'employer le bain suivant :

Permanganate de potasse.   5 grammes.
Eau tiède. . . . .   5.000 · —

Laisser les pieds dans ce bain cinq à dix minutes. Les pieds se trouvent évidemment colorés en brun. On les blanchit en les plongeant dans le bain ci-après :

Bisulfite de soude. . . .   250 grammes.
Eau tiède. . . . . . .   5.000 —

Dès que la coloration est partie (au bout de une à deux minutes) essuyer les pieds et poudrer avec la poudre qui suit :

Talc. . . . · . . . . . .   100 grammes.
Acide salicylique. . . .   5   —

Mêler intimement ces deux corps.

Pour les engelures non crevassées des pieds, voici une excellente recette :

Alun pulvérisé. . . . .   125 grammes.
Sel ammoniac.   40   —

Faire fondre ces deux produits mélangés dans deux litres d'eau aussi chaude que les pieds peuvent le supporter. Laissez les pieds dans ce bain au moins vingt minutes, puis essuyez-les soigneusement,

*
* *

Aux plus coquettes d'entre vous, chères lectrices, à celles qui recherchent la finesse de l'élégance dans tous ses détails, à celles qui désirent être parfaites de la tête aux pieds, je recommande particulièrement l'emploi de la *Pâte Cardinal*, pour obtenir l'amincissement des *doigts*, du *cou*, des *chevilles*, *etc.* Quelques semaines d'application suffisent, en général, pour amener une transformation complète. Faire précéder l'application d'un lavage à l'eau tiède et au *Savon Athéna*. Je ne saurais trop insister sur la préférence à donner à ce savon dans ce cas ; j'ai déjà eu occasion de le dire : il augmente la perméabilité de la peau en dilatant les pores.

Pendant l'application, qui doit durer de cinq à quinze minutes, exercer une légère friction.

VIII

LES CHEVEUX. — PELLICULES. — CALVITIE. — TEINTURES.
RÉGÉNÉRATEUR.

Couleurs préférées des peuples de l'antiquité. — Poudres
répandues sur la chevelure. — *Teintures* pour changer la
couleur des cheveux ou leur rendre leur couleur primitive
lorsqu'ils ont blanchi. — Soins à donner au cuir chevelu. —
Pellicules. — Régénérateur pour arrêter la *chute des cheveux*
et les faire *repousser*. — Une émeute à Ninive, sous Sémiramis. — Pommades et huiles diverses, brillantines, etc. —
Encore des poisons à éviter. — Moyen de donner de la souplesse et du lustre à la chevelure et de faire friser les
cheveux.

Qu'ils soient blonds, châtains, bruns ou noirs, les
cheveux constituent l'un des plus beaux ornements
de la femme, s'ils sont longs, soyeux, brillants et
touffus. Les femmes l'ont d'ailleurs bien compris,
car, dans tous les temps, elles ont usé à la fois et de
teintures pour en changer la couleur lorsqu'elle
n'était pas en harmonie avec leur teint ou qu'elle ne

répondait pas aux fantaisies de la mode, et de produits divers pour les faire *pousser* lorsqu'ils étaient ou trop courts ou trop clairsemés.

Dans l'antiquité, les peuples de l'Orient et les Égyptiens préféraient les cheveux noirs. Les Grecs et les Romains ont accordé généralement la préférence aux cheveux d'or. Mais tous les peuples ont recherché les chevelures profondes, éclatantes et souples, et les poètes ont chanté sur tous les tons le « diadème formé par une épaisse chevelure d'or ou d'ébène ».

Les femmes du moyen âge et des temps modernes, à l'instar de celles de l'antiquité, se poudraient les cheveux. Sous Charles IX, la poudre violette était fort en honneur, tandis que, sous Louis XIII, on employa surtout une poudre rousse, laquelle fut remplacée, à son tour, par la poudre blanche, qui fut usitée jusqu'à la fin du xviiie siècle. Cette poudre, sur de beaux cheveux ou sur de jolies perruques, produisait généralement le plus heureux effet et l'on comprend que d'aucuns regrettent que cette mode soit passée.

On peut facilement, au moyen des teintures, *changer* la *couleur* des cheveux, soit qu'ils aient *blanchi*, soit qu'ils aient encore leur couleur naturelle.

Presque toutes les femmes célèbres par leur beauté ont usé de teintures pour modifier la couleur de leurs cheveux. Cela a même donné lieu, parfois, à des divergences historiques assez piquantes. C'est ainsi que Walter Scott affirme que Marie Stuart avait de magnifiques cheveux *noirs*, tandis que Mignet et Michelet, sur la foi des poètes de la Pléiade, jurent leurs grands dieux que la belle reine avait une chevelure *dorée*. Cette contradiction vient simplement de ce que Marie Stuart, ainsi que le rapporte Vauquelin de la Fresnaye, fit teindre ses cheveux en noir après son départ de France. Le poète dit, en outre, que les cheveux de la reine devinrent d'un noir plus beau que s'il « estoit naturel » et que chacun s'enthousiasma, dans l'entourage de Marie Stuart, de la vertu divine de la *Teinture Néméa* (1), laquelle avait produit ce prodige.

La *Lotion Néméa*, dont la recette a été donnée par Aspasie (2), dans son célèbre *Recueil de recettes pour la toilette*, est, grâce à de nouveaux perfectionnements scientifiques, la meilleure teinture *noire* que l'on ait trouvée.

---

(1) Néméa, courtisane d'Athènes, maîtresse d'Alcibiade. Athénée dit de Néméa qu'elle teignit ses longs cheveux blonds et qu'elle les ornait de cigales d'or.

(2) Aspasie, femme de Périclès, était aussi célèbre pour sa beauté que pour ses grandes qualités intellectuelles. Platon dit qu'elle fut « la femme la plus belle et la plus spirituelle de son temps ». L'influence qu'elle eut sur Périclès et sur tous les grands hommes de son siècle fut considérable. Platon rapporte que les plus beaux discours de Périclès lui ont été dictés par son épouse. Après la mort de Périclès, elle épousa Lysiclès, un simple marchand de bétail.

Les teintures similaires, à base de nitrate d'argent ou de sels de plomb, sont fort dangereuses : elles sont de vrais poisons pour le bulbe pileux, ce qui explique les névralgies, maux violents de tête, vomissements, saignements du nez, etc., qu'elles provoquent le plus souvent. La *Lotion Néméa*, à base de produits végétaux, ne présente aucun inconvénient.

Il en est de même de la non moins fameuse *Lotion Phryné*, qui a été également employée par une Athénienne, l'incomparablement belle Phryné (1), et qui donne aux cheveux une teinte *dorée, blond vénitien*, d'une beauté sans pareille.

Si vous désirez donner à vos cheveux une teinte foncée, *brun acajou et or* avec des *reflets brillants* et *cuivrés*, traitez-les par la *Lotion Circé*.

Vous obtiendrez une belle *nuance châtain* par l'emploi de la *Lotion Médusienne*.

Ces lotions colorantes sont de beaucoup les meilleurs produits de l'espèce. Leur importance est capitale. Je les recommande à un double point de vue ; d'abord pour leur prompte et précise action ; ensuite, pour leur parfaite innocuité ; leur usage ne peut présenter, en effet, aucun danger, soit pour les che-

---

(1) Certains historiens ont prétendu que Phryné avait les cheveux noirs ; d'autres ont dit qu'elle les avait blonds ; certains enfin, mieux informés, ont dit qu'elle les avait eus noirs d'abord, mais qu'elle les avait teints en blond doré ensuite.

veux, soit pour le cuir chevelu, soit pour la santé en
général.

Si le choix de la nuance est une condition nécessaire pour avoir une belle chevelure, au sens général
du mot, il ne peut être une condition suffisante ; il
en est une autre, et de tout premier ordre : c'est
l'abondance des cheveux.

Hélas ! combien peu de femmes sont naturellement
gratifiées d'une opulente chevelure ! et à combien de
dangers est exposée celle-ci ! Cependant les moyens
en notre possession peuvent triompher de la nature
dans tous les cas. On arrive assez facilement à stimuler l'épiderme paresseux, lequel multiplie rapidement
ses bulbes pileux. Rien n'est plus simple que d'arrêter la chute des cheveux, qu'elle soit due à l'anémie
cérébrale ou à l'anémie générale, qu'elle soit consé-
cutive à une fièvre typhoïde ou provoquée par toute
autre maladie infectieuse, telle que la séborrhée
grasse *(pellicules)*, la *teigne*, la *pelade*, etc. : il suffit
de faire un emploi rationnel du *Régénérateur Sémiramis*, qui est un stimulant énergique et un antiseptique puissant, possédant toutes les qualités nécessaires pour arrêter, en quelques jours, la chute des
cheveux et activer très énergiquement leur croissance. Il augmente le nombre des bulbes pileux en
excitant les nerfs du cuir chevelu et guérit les maladies contagieuses par ses propriétés antiseptiques.

6.

Deux applications suffisent quelquefois pour faire disparaître les pellicules.

Ce produit, le plus parfait que l'on connaisse, a aussi son histoire écrite toute au long par Valère. Cet historien romain raconte qu'un jour une émeute ayant éclaté à Ninive, capitale de l'Assyrie, la puissante et toute belle reine Sémiramis, qui était à sa toilette, se montra soudain à son balcon, n'ayant d'autre manteau pour couvrir ses épaules nues, que la nappe éclatante de ses cheveux noirs. Le peuple fut d'autant plus surpris de cette brusque apparition que Sémiramis passait pour avoir peu de cheveux. Aussi, il pensa que cette superbe incarnation de la beauté qui se montrait au balcon de la reine était, non pas Sémiramis, mais la déesse de la Beauté, et il rentra aussitôt dans l'ordre le plus parfait. Or, dit Valère, c'était bien la reine qui s'était montrée à son peuple, mais ses cheveux qui précédemment étaient, en effet, fort courts et rares, étaient devenus, en très peu de temps, touffus et longs, par l'emploi d'une eau spéciale.

Que cette histoire soit réelle ou ne soit qu'une légende, ce qu'il y a de certain, c'est que Criton d'Athènes, Socrate, Xénophon et d'autres illustres écrivains de la Grèce, de même que les historiens romains, parlent également des vertus surprenantes de l'*Eau Sémiramis*. Et ce qu'il y a de non moins certain, c'est que cette eau, qui a été importée d'Italie en France, vers le milieu du xive siècle, a été

employée par maintes femmes célèbres et notamment
par la comtesse de Foix et Anne de Pisseleu, favorites de François Ier ; Diane de Poitiers, épouse de la
main gauche de Henri II ; Françoise de Montmorency,
Charlotte des Essarts, Gabrielle d'Estrées et Henriette
d'Entraygues qui régnèrent tour à tour sur le cœur
du roi Vert-Galant ; Ninon de Lenclos ; les sœurs
Olympe et Marie de Mancini ; Mme de Maintenon, la
duchesse du Barry ; la marquise de Pompadour ;
Marie-Antoinette et Élisabeth, sa belle-sœur ; Mme du
Cayla, amie de Louis XVIII ; miss Howard, amie et
conseillère de Napoléon III, etc. Aujourd'hui encore,
cette eau que l'on a baptisée, il y a environ cinquante
ans, du nom de *Régénérateur Sémiramis*, et qui a
subi des perfectionnements scientifiques, rend d'im-
menses services à nos plus jolies mondaines (1).

Alors même que l'on ne serait atteint d'aucune des

---

(1) Voici encore quelques recettes contre l'alopécie :

		gr.
1°	Suc de citron	4,0
	Extrait de quina	8,0
	Teinture de cantharides	4,0
	Huile vol. de cédrat	1,3
	— de bergamote	0,5
	Mœlle de bœuf	60,0

En onctions sur la tête préalablement lavée.

		gr.
2°	Mœlle de bœuf	250,0
	Acétate de plomb	4,0
	Baume du Pérou	8,0
	Alcool à 21°	30,0
	Teinture de cantharides	1,2
	— de girofle	0,75
	— de cannelle	0,75

affections que j'ai signalées (pellicules, teigne, etc.), il est bon, il est même nécessaire de soigner sa chevelure, pour la préserver, l'entretenir et l'embellir.

Le premier soin à y apporter, c'est la *proprete*. On ne saurait trop recommander d'entretenir les cheveux, et surtout le cuir chevelu, très soigneusement propres.

Certains épidermes très sensibles, sécrètent un excès de matières grasses; d'autre part, beaucoup de personnes emploient, pour lustrer les cheveux, des pommades, des graisses, des huiles parfumées, etc., qui forment sur la tête un milieu de culture très favorable aux microbes. Ne cherchez pas ailleurs l'origine des maladies microbiennes. Aujourd'hui la science est fixée là-dessus; elle proscrit énergiquement l'usage des corps gras pour l'entretien des cheveux, et grâce à ses sages conseils, de terribles fléaux, comme la teigne et la pelade, deviennent de plus en plus rares.

Lavez-vous donc la tête, tous les quinze jours au moins, avec une décoction de bois de panama ou mieux avec un *Shampoing Athéna*, séchez très soigneusement à l'aide de linges chauds; si vous recherchez une chevelure bien lustrée, passez ensuite une très petite quantité (environ gros comme une noisette) de vaseline blanche parfumée. La vaseline, en effet, n'est pas un corps gras : c'est un carbure qui ne peut aucunement servir d'aliment aux microbes.

L'humidité, comme les corps gras, favorise le

développement des microbes, et c'est pourquoi je disais plus haut de *sécher la téte* à l'aide de linges chauds. Mieux vaux effectuer le lavage du cuir chevelu et des cheveux à l'aide d'un tampon de coton hydrophyle imbibé de *Régénerateur Sémiramis*. Ce produit, à base d'alcool, dessèche et dégraisse, non seulement le cuir et les cheveux, mais encore les bulbes pileux, autour desquels se forme souvent une couche grasse et humide, précieuse habitation pour toute sorte de microbes.

Donnez enfin un *lustre* discret à vos cheveux au moyen de la *Royale Brillantine*. Elle remplacera avantageusement la meilleure des vaselines ; son emploi est plus simple, puisqu'elle est liquide ; elle ne renferme ni corps gras, ni eau, ni glycérine. A ses propriétés aseptiques, elle joint un parfum agréable et discret. Quelques gouttes suffisent pour toute la chevelure.

IX

LES YEUX. — LES CILS ET LES SOURCILS.

La beauté des yeux a été célébrée par presque tous les poëtes. — Quelques jolies stances. — Les yeux sont le reflet de l'âme. — Recette célèbre employée dans l'antiquité, les temps modernes et de nos jours. — Le poëte Charles Fontaine et la belle Joconde. — La belle Ferronnière et François Ier. — Marion Delorme et le duc de Buckingham. — Moyen efficace pour calmer l'*irritation des paupières*, effacer les *rides*, les *stries et filets sanguins* du globe de l'œil, faire disparaître le *gonflement* du dessous des yeux. — Quelques conseils. — Les *cils* et les *sourcils* : ce qu'ils doivent être ; moyen pour leur donner une *couleur* bien nette, les faire *épaissir*, les rendre *soyeux et longs*. — Une sève historique. — Sourcils trop *fournis* : moyen d'en régulariser le dessin.

Il n'est pour ainsi dire pas un poëte qui n'ait célébré la beauté des yeux et, parmi tous les poëtes, M. Sully-Prudhomme est peut-être celui qui, dans les strophes suivantes, a le mieux rendu le charme mystique qui s'exhale des yeux :

Bleus ou noirs, tous aimés, tous beaux,
Des yeux sans nombre ont vu l'aurore ;
Ils dorment au fond des tombeaux,
Et le soleil se lève encore.

Des nuits, plus douces que les jours,
Ont enchanté des yeux sans nombre ;
Les étoiles brillent toujours,
Mais les yeux se sont remplis d'ombre.

Oh ! qu'ils aient perdu leur regard,
Non, non, cela n'est pas possible !
Ils se sont tournés quelque part,
Vers ce qu'on nomme l'invisible.

Et comme les astres penchants
Nous quittent, mais au ciel demeurent,
Les prunelles ont leur couchant,
Mais il n'est pas vrai qu'elles meurent.

Bleus ou noirs, tous aimés, tous beaux,
Ouverts vers quelque immense aurore,
De l'autre côté du tombeau,
Les yeux qu'on ferme voient encore.

Les yeux, a-t-on dit avec raison, sont le reflet de
l'âme. De façon générale, en effet, un regard tendre
et doux, ne vient que d'une personne compatissante,
bonne, affectueuse ; le regard dur est l'expression du
manque de cœur ; le regard brillant, fascinateur,
indique quelqu'un de passionné, ardent, fougueux.

La beauté des yeux suffit souvent à elle seule à
corriger l'irrégularité du visage, à éclairer toute la
physionomie d'une délicieuse poésie. Cela explique

pourquoi les femmes ont toujours si avidement recherché ce qui pouvait embellir leurs yeux. Dans l'Antiquité, les femmes d'Orient employèrent surtout une eau spéciale qui, dit Ovide, dans son *Medicamina faciei* (art de conserver et de développer la beauté du visage), donnait à leurs yeux un éclat troublant, une puissance extraordinaire de fascination, une expression voluptueuse incomparable, une beauté mystérieuse et enlaçante. Ce poète latin donne la recette de cette eau magique, qu'il appelle *Rosée d'Orient*, en même temps qu'il fait connaître la recette des produits similaires employés par les femmes les plus belles de l'antiquité et notamment : Sapho, la belle Lesbienne ; Aspasie, femme de Périclès, dont la statue fut placée dans le temple de Delphes ; Néméa, la célèbre courtisane athénienne, amante d'Alcibiade ; Thaïs, autre courtisane d'Athènes, qui eut successivement pour amants Ménandre, poète comique, Alexandre le Grand, roi de Macédoine, et Ptolémée, roi d'Égypte ; la blonde Glycère, qui avait été la maîtresse de Ménandre avant Thaïs ; la resplendissante Phryné, la plus belle d'entre les beautés de l'antiquité ; Cléopâtre, reine d'Égypte, dont le regard troubla César et Antoine ; etc. Ovide est d'avis qu'entre toutes ces recettes — lesquelles présentent, du reste, une grande ressemblance — la *Rosée d'Orient* est la meilleure, et il affirme que toutes les Romaines de son époque n'employaient que cette eau divine.

J'ai vainement cherché, dans les auteurs du moyen âge, une allusion quelconque à cette fameuse *Rosée d'Orient*. Mais, un poète de la Renaissance, Charles Fontaine (1515-1588), en parle longuement dans ses *Ruisseaux de Fontaine*, à propos de la belle *Joconde* (Lisa Gioconda), dont le portrait, par Léonard de Vinci, se trouve au musée du Louvre. On sait que Charles Fontaine suivit Renée de France, fille de Louis XII, à la cour du duc de Ferrare et qu'il voyagea beaucoup dans toute l'Italie ; c'est au cours d'un de ses voyages à Florence qu'il apprit, dit-il, que la belle Joconde, laquelle était morte depuis environ vingt ans, devait l'enivrante beauté de son regard à une eau dite *Rosée d'Orient*. Et le poète de la Renaissance nous donne à son tour la recette de cette eau, recette absolument semblable à celle donnée par Ovide, bien que Charles Fontaine ait semblé ignorer l'ouvrage de son illustre devancier.

A son retour en France, le poète, qui voulait gagner coûte que coûte la faveur de François Ier, fit connaître sa découverte au roi. Celui-ci, tout épris qu'il fût de la beauté, dédaigna néanmoins la recette que lui indiquait Charles Fontaine. Mais, une de ses favorites, la *Belle Ferronnière*, usa de la *Rosée d'Orient* et ses yeux prirent une beauté ardente, émotionnante et pleine de volupté, au grand ébahissement du roi qui, dit Charles Fontaine, ignora toujours ce subterfuge et attribua niaisement la métamorphose du regard de sa favorite à la passion qu'il croyait lui inspirer.

Comment le secret de Charles Fontaine se transmit-il du xvie au xviie siècle? C'est ce qu'il serait assez difficile d'expliquer. Toujours est-il que l'inconstante et toute gracieuse *Marion Delorme*, qui fut aimée par Cinq-Mars, Saint-Évremont, Condé, Grammont, Buckingham et, paraît-il, par beaucoup d'autres gentilshommes de la cour de Louis XIII et de celle de Louis XIV, employa cette même ruse pour fasciner, par la beauté de son regard, les hommes qui l'approchaient.

Le duc de Buckingham ayant dévoilé le secret de la belle Marion, toutes les femmes de la somptueuse cour du Roi-Soleil employèrent de la *Rosée d'Orient*, ce qui, dit Mme de Sévigné, donna aux femmes de la cour, des yeux à la fois langoureusement voluptueux et d'une fascination irrésistible.

Sous Louis XV, toutes les femmes coquettes — elles l'étaient toutes — firent grand usage de la *Rosée d'Orient*. Après la tourmente révolutionnaire, nous voyons de nouveau les femmes élégantes du Directoire, du Consulat et de l'Empire se servir de cette eau qui, désormais, ne quittera plus le cabinet de toilette de toutes les jolies femmes.

On voit donc que la *Rosée d'Orient* a une histoire fort ancienne et des plus brillantes, et il ne faut pas s'étonner, dès lors, si ce produit jouit d'une aussi grande renommée. Il est employé, tant pour *dilater*

la *pupille*, ce qui fait paraître les *yeux plus grands*,
que pour donner au regard un *éclat irrésistible*, une
grâce émotionnante, une poésie délicieuse, un charme
pénétrant, une mélancolie voluptueuse (1).

A ses qualités esthétiques, la *Rosée d'Orient* joint,
d'ailleurs, les plus précieuses *propriétés hygiéniques*.
Elle calme l'*irritation* des paupières, fait disparaître
les *stries* et *filets sanguins* du globe de l'œil, de même
que les *rides* des paupières et le *gonflement* trop pro-
noncé qui se manifeste parfois au-dessous des yeux (2).

Un lumière trop vive peut occasionner des
troubles dans la vue; il faut donc éviter de regar-
der avec fixité tout foyer lumineux intense (soleil,
lampes électriques, etc.). Une transition brusque de
l'obscurité à la lumière est également nuisible. Évitez
aussi, le plus possible, de travailler durant les veil-
lées, quelque bonne que soit la lampe dont vous
puissiez vous servir.

---

(1) Je rappelle que *toutes* les recettes historiques citées dans
cet ouvrage ont été perfectionnées, grâce à l'évolution scientifique accomplie au xix⁰ siècle, et qu'elles sont actuellement
sans *aucun danger*, tout en n'ayant rien perdu de leur efficacité.

(2) Voici une recette (Eau de la duchesse de Lamballe) qui a
eu son heure de vogue :

Eau de roses.	125gr,0
— de plantain	125gr,0
Sulfate d'alumine.	1gr,0
Acétate de plomb.	0gr,5

*
* *

Les yeux ont besoin pour être beaux, de se trouver dans un joli cadre : ce cadre, ce sont les *cils* et les *sourcils* qui le forment.

Les sourcils doivent être finement arqués, assez touffus et longs, soyeux, brillants, d'une couleur bien nette. Les cils, quand ils sont longs et fins, étendent leur ombre sur les yeux auxquels ils communiquent une beauté des plus émotionnantes.

Lorsque les cils et sourcils sont trop *clairsemés* ou d'une *teinte peu prononcée*, soit par suite d'un vice constitutionnel, soit par suite d'une maladie quelconque, il ne faut pas hésiter à leur communiquer une plus grande vitalité, en activant la végétation de leurs follicules. Ici encore on devra tenir compte de l'enseignement de l'Histoire.

Hippocrate et Galien font maintes fois mention d'une *sève* qui a la propriété de faire pousser les cils et sourcils et d'accentuer fortement leur couleur. Les auteurs latins parlent avec détail de cette même sève dont se seraient servies les impératrices romaines Livie, Agrippine et Poppée, et dont la recette se transmet jusqu'au moyen âge, où nous voyons la délicieuse *Béatrix Portinari*, la belle, chaste et pure Florentine que Le Dante a immortalisée dans sa *Divine Comédie*, se servir aussi de cette sève mystérieuse qui lui donne des cils et des sourcils divinement beaux.

C'est encore cette même sève qui, dès le xive siècle, s'appela *Sève Béatrix*, qu'employèrent Gabrielle d'Estrées, la ravissante et blonde amie du roi Henri IV ; Mlle de la Vallière et Mme de Montespan, favorites de Louis XIV ; la comtesse du Barry, maîtresse de Louis XV, et enfin la belle et spirituelle Mme Récamier. Nous pourrions ajouter à cette liste un grand nombre de femmes d'aujourd'hui et notamment Mme la baronne de R.-P., qui, pour détourner son mari de ce que, sur le boulevard, on a appelé les « amours théâtrales de M. le baron », ne recule devant aucun moyen pour égaler et même dépasser la beauté de ses rivales. Elle y réussit pleinement d'ailleurs et, seul, M. le baron ne paraît pas s'en apercevoir.

Si les sourcils sont croisés au-dessus du nez, ce qui est, dit-on, l'indice de la jalousie, ou s'ils sont trop épais, rien de plus facile que de remédier à cela. Il suffit d'un peu de pâte épilatoire (de préférence l'*Épilateur Nil*) pour régulariser le dessin des sourcils, en faisant disparaître les poils qui sont de trop.

Pour colorer les cils et sourcils, n'employer que des *Crayons* soigneusement préparés, tels que les *Crayons Athéna*.

X

LA BOUCHE. — LES DENTS. — LA VOIX.

Ce que doit être une jolie bouche. — *Crayon* pour rougir les lèvres. — Les *dents*. — Nécessité d'avoir une bonne dentition. — Diverses recettes pour conserver les dents et accroître leur blancheur. — Auvergnates et Bretonnes. — Haleine fétide. — L'haleine de Louis XIV. — *Dentifrices* célèbres. — Eaux, poudres et pâtes dentifrices. — Moyen de guérir ou de se préserver des *maux de dents, névralgies, abcès, fluxions, aphtes, stomatites, gengivites*, etc. — De la *voix*. — Racine et la Champmeslé.

Une bouche vermeille, avec une belle rangée de dents blanches, des lèvres rouges et bien dessinées, est un fruit savoureux que l'on ne se lasse jamais de mordre. C'est, selon l'expression du xviiie siècle, un « joli nid à baisers ». Si les *lèvres* sont *pâles*, un léger coup de crayon rouge (de préférence le *Crayon Athéna*) (1) leur donnera l'éclat désiré et en fera les

---

(1) Le *Crayon Athéna*, tout en colorant délicieusement les lèvres, préserve et guérit des gerçures.

« lèvres vermeilles qui sont les sources du plaisir » ; cela vaudra beaucoup mieux que de se mordre les lèvres, ainsi que le font certaines personnes, ignorant que c'est là un moyen infaillible pour faire naître des gerçures. On doit s'attacher à avoir un gracieux sourire et éviter de rire trop fort, si l'on ne veut pas que la bouche s'élargisse.

De *belles dents* sont indispensables à la beauté d'une femme. Elles illuminent le sourire d'un éclair de charme et de grâce. Elles sont, en outre, d'une utilité incontestable pour produire une bonne mastication et, par suite, une bonne digestion. Enfin, tous ceux qui ont souffert des dents savent combien est douloureux ce mal; mais ils ignorent souvent qu'une carie des dents peut produire de très graves maladies des os de la face et nécessiter parfois une opération chirurgicale.

Je ne saurais donc trop insister auprès de mes lecteurs pour leur dire d'apporter le plus grand soin à conserver les dents en bon état. On doit notamment, en dehors des soins de propreté dont je vais parler, éviter les brusques transitions du froid et du chaud, ne pas boire trop froid en été, ni trop chaud en hiver. Les acides ont un effet désastreux sur les dents, ce qui n'empêche pas certains industriels, et non des moindres, de préparer des dentifrices au moyen de divers acides.

Le pain noir entretient, dit-on, la beauté des dents. Il est vrai que dans certains pays où l'on mange du pain très noir, et plus particulièrement dans les montagnes de l'Auvergne, les habitants ont, en général, une fort belle dentition. Mais, je crois que la nature de l'eau et celle de la boisson sont les principales causes de l'éclatante blancheur des dents de nos gentes Auvergnates, car dans tels autres pays où l'on mange également du pain noir (campagnes de la Bretagne et de la Normandie, par exemple) on trouve, au contraire, de fort mauvaises dents.

Quelques personnes se servent d'un canif, d'une épingle ou de tout autre objet métallique pour cure-dents ; c'est là une fort mauvaise habitude, car on peut ainsi enlever l'émail des dents et surtout causer de l'inflammation aux gencives ; on ne doit user que de cure-dents assez flexibles, et les meilleurs, qui sont aussi les moins chers, sont ceux en plume d'oie.

*
* *

Si l'on n'entoure pas de soins tout particuliers la bouche, elle exhalera une odeur fétide, au lieu de donner une salive comme celle dont parle J. Richepin dans *Les Caresses :*

La salive de tes baisers sent la dragée
Avec je ne sais quoi d'une épice enragée,
Et la double saveur se confond tellement
Que j'y mange à la fois du sucre et du piment.

7.

C'est dans le même instant l'eau courante et la braise,
C'est plus chaud qu'un alcool et plus frais qu'une fraise,
Et ton souffle s'y mêle et me monte au cerveau
Comme le vent du soir grisé de foin nouveau.

On sait que Louis XIV était affligé d'une haleine
fétide qui, dit La Rochefoucauld, eût seule suffi pour
faire tenir à une respectueuse distance ceux qui vou-
laient approcher le Grand Roi. Mme de Maintenon
raconte cependant que, bien avant qu'elle fût l'épouse
de Louis XIV, celui-ci avait trouvé le moyen de
vaincre une fois de plus la nature, en faisant *complètement disparaître* la mauvaise odeur qui, dans sa
jeunesse, se dégageait de sa bouche. Il est permis
de penser que Mme de Maintenon a exagéré quelque
peu en disant que le roi avait réussi à faire « disparaître complètement » son haleine fétide. Mais il
paraît bien certain, d'après les *Mémoires* des femmes
qui ont connu intimement Louis XIV (Mlle de la
Vallière, Mme de Montespan, Mlle de Fontanges, etc.),
qu'il était tout au moins parvenu à masquer cette
infirmité, et cela, dit Mme de Maintenon, « grâce à
l'emploi d'une eau dentifrice que M. le duc de Beaufort, lequel tenait lui-même le secret de son amie
Mme de Montbason, avait fait connaître au Roi. »
La favorite de Louis XIV ajoute que « cette eau,
aux propriétés surprenantes, entretient la beauté
des dents et la santé de la bouche, en même temps
qu'elle procure une haleine parfumée. J'en ai moi-

même, dit-elle, fait l'expérience ; aussi je crois rendre grand service à mes arrière-neveux en leur donnant la recette de cette eau, recette que voici... »

Cette recette, des plus compliquées, a été utilisée pour la préparation des *Produits dentifrices Briséis* (eau, poudre et pâte) qui sont actuellement d'un usage courant dans la haute société parisienne.

La vogue qu'ils ont rapidement conquise, malgré la bruyante réclame faite autour d'autres dentrifices, s'explique d'autant mieux que la plupart des produits similaires occasionnent souvent des inflammations de la muqueuse buccale, des amygdales ou du pharynx, et peuvent même produire de très graves maladies (1).

Doués de propriétés *astringentes* et *antiseptiques*, les *Dentifrices Briséis* ont un très heureux effet sur la *conservation des dents*. Ils n'attaquent aucunement ni l'émail, ni l'ivoire de la dent, ainsi que le font un grand nombre d'autres produits, et, si la dent est malade, le *Dentifrice Briséis*, par ses puissantes propriétés antiseptiques, arrêtera la maladie, en agissant directement sur le microbe qui provoque la *carie dentaire*.

Je puis, en outre, donner l'assurance, pour en avoir moi-même fait l'expérience, que l'on n'aura *jamais*

---

(1) Un dentifrice qui, sans égaler les *Produits Briséis*, est meilleur que la plupart des produits vendus fort cher, consiste en un mélange, à parties égales, de charbon végétal et de quinquina, le tout réduit en poudre.

mal aux dents et que l'on évitera les *névralgies, fluxions, abcès,* etc., même avec une très mauvaise dentition, si l'on entretient les dents dans une grande propreté en se servant exclusivement des *Produits Briséis.* Ils constituent le meilleur remède contre les *aphtes,* les *stomatites* et *gingivites,* c'est-à-dire contre toutes les inflammations de la cavité buccale, de la langue ou des lèvres. Ils exercent une heureuse action *tonifiante* sur les *gencives* auxquelles ils rendront la couleur rouge si elles l'ont perdue.

La carie des dents et les inflammations de la bouche étant la cause la plus ordinaire de la mauvaise odeur de l'haleine, on comprend que les *Dentifrices Briséis,* qui préviennent cette cause, communiquent à l'haleine leur suave odeur parfumée. Si l'haleine fétide provient d'une maladie de l'estomac, comme c'est quelquefois le cas, il faut, bien entendu, traiter cette maladie, en même temps que l'on se servira des *Produits Briséis.*

L'effet le plus remarquable des *Dentifrices Briséis* est peut-être la *blancheur* éclatante qu'ils communiquent aux dents.

Aux personnes ayant les gencives délicates, je recommanderai de préférence l'*Eau dentifrice Briséis* qui peut s'employer sans qu'il soit besoin d'une brosse (1).

---

(1) Voici quelques recettes qui, sans égaler les *Dentifrices Briséis,* ont eu une certaine vogue :

*
* *

Pour si régulières qu'en soient les lèvres, une
bouche ne paraîtra pas jolie, s'il n'en sort pas une

EAU BALSAMIQUE.

Zestes d'oranges	50	grammes.
— de citrons.	60	—
Racine d'angélique.	60	—
Gaïac	180	—
Pyrèthre.	180	—
Baume de Tolu	60	—
Benjoin	60	—
Cannelle.	15	—
Vanille.	15	—
Myrrhe.	15	—
Écorces de grenade.	15	—
Alcool	1900	—

Faire macérer 8 jours. Distiller au Bain-Marie à siccité et
ajouter :

Alcool à 80°	500	grammes.
Alcool de cochléaria, de menthe, aa .	250	—

Colorer avec teinture d'orcanette.

EAU DITE DE BOTOT.

Anis	30gr.0	
Girofle	8	0
Cannelle	8	0
Ess. de menthe.	1	2
Eau-de-vie	875	0

Laisser macérer 8 jours, filtrer et ajouter :

Teinture d'ambre.	4	grammes.

AUTRE DENTIFRICE.

Badiane	38	grammes.
Semences d'anis vert.	38	—
Bois de Gaïac râpé.	50	—
Quinquina gris	20	—
Cannelle de Chine	38	—
Girofle.	38	—
Roses de Provins.	25	—
Cochenille	15	—
Muscades.	10	—
Alcool à 33°	5000	—

voix douce, mélodieuse, bien nette et bien timbrée. Une belle voix ajoute, en effet, un charme infini à la beauté d'une femme. Aussi, même en dehors des personnes pour lesquelles la profession exige un bon organe vocal, toute femme vraiment désireuse de plaire doit s'efforcer d'acquérir une gracieuse voix, non pas seulement en vue du chant, mais encore et surtout, en vue de la simple parole. Rien de plus désagréable, chez la femme, qu'une voix éraillée ou voilée. Voiture raconte à ce sujet l'anecdote assez peu connue que voici :

Racine avait conçu, on le sait, une ardente passion pour la Champmeslé l'interprète des principaux rôles de ses tragédies. Or, à la suite d'une nuit passée en gaie compagnie, la célèbre tragédienne fut fortement enrouée, mais n'en voulut pas moins continuer de jouer dans le rôle de Bérénice qu'elle venait de créer, ce qui mécontenta fort Racine, Aussi, la Champmeslé étant allée le voir, le grand poète la reçut très froidement et lui dit : « Madame, j'ai quelque peine à vous reconnaître, car vous n'êtes plus, sans la belle voix qu'on vous connaît, qu'une femme ordinaire, au lieu d'être la plus belle des femmes. » Voiture ajoute que Saint-Evremont se montra plus accueillant pour la belle actrice et que, du reste, celle-ci reprit, au bout de peu de jours, son harmonieuse voix, grâce aux célèbres *Comprimés Stentor* dont elle faisait une grande consommation.

La recette de ces pastilles, dénommées alors « pastilles Stentor », qui paraît remonter à des temps fort reculés, s'est transmise à travers les siècles, et nous voyons, après la Champmeslé, Mlle Clairon, la célèbre tragédienne du xviiie siècle à laquelle on a élevé une statue à Condé-sur-l'Escaut, en faire un usage courant, de même que le grand Talma, Mlle Mars et sa puissante rivale Mlle Duchesnois, et enfin Mme Gordon, la favorite de Napoléon III, qui fut à la fois une bonne actrice, une femme aimante et une adroite conspiratrice. Ce sont encore aujourd'hui les *Comprimés Stentor* qui sont le plus en faveur auprès de nos grands artistes de tout sexe et des femmes élégantes, tant comme préventif contre les enrouements que pour perfectionner l'organe vocal.

Il est à peine besoin d'ajouter qu'un exercice bien entendu du chant favorise le développement de la voix et que l'abus des liqueurs fortes est pernicieux (1).

––––––––––––––

(1) Voir ci-après la liste alphabétique des principaux produits d'hygiène et de beauté.

FIN

LISTE ALPHABÉTIQUE

DES PRINCIPAUX PRODUITS D'HYGIÈNE ET DE BEAUTÉ (1)

	PRIX
	fr. c.
P. — **Bain.** — Voyez : *Royal Bain. La boîte* de 6 bains. .	6 »
P. — **Brillantine.** — Voyez : *Royale Brillantine.*	3 »
P. — **Comprimés Stentor.** — Développent et modulent la voix ; guérissent des enrouements ; rafraîchissent la bouche ; parfument l'haleine. *L'étui.*	1 50
P. — **Crayons Athéna.** — Employé pour rougir les lèvres ; guérit et préserve des gerçures. (On préparé aussi des crayons Athéna pour noircir les cils et les sourcils.) *Le crayon.*	1 »
P. — **Crème Calypso.** — Blanchit l'épiderme ; applications locales (cou, coude, etc.) ; fait disparaître rousseurs, taches, etc. *Le pot*	6 »
P. — **Crème Athéna.** — Donne à la peau de la blancheur, de la souplesse, du mat et une savoureuse beauté ; s'emploie pour toilette quotidienne ; fait disparaître les boutons qui accompagnent le flux mensuel, les éraflures de la peau, les dartres, l'acné, l'urticaire, etc. *Le pot*	3 »
P. — **Dentifrices Briséis (Eau, pâte et poudre).** — Conservent les dents, leur donnent une blancheur éclatante ; guérissent des névralgies, fluxions, maux	

(1) Les produits précédés de la lettre P sont expédiés par la poste franco.
Les produits précédés des lettres C.P. sont envoyés par colis postal. Joindre 1 fr. 25 c. au prix marqué, pour frais d'expédition et d'emballage, lorsqu'il s'agit de commandes inférieures à 30 francs.

de dents, aphtes, stomatites, gingivites, inflammations de toutes sortes de la bouche, des lèvres, de
la langue ; tonifient les gencives, auxquelles ils
rendent leur belle couleur rouge rosé ; procurent
une haleine parfumée.
Le flacon, le pot ou la boîte. Prix uniforme. . .   3 »

P. — Dragées Psyché. — Préviennent et guérissent
l'obésité ; effet rapide, certain, sans danger.
Le flacon. . . . .   5 »

P. — Eau Briséis. — Voyez : *Dentifrices Briséis.* . . . .   3 »

P. — Eau de Cologne Athéna. — Préparation soignée.
Se méfier, à cause de la cherté des alcools, des
produits vendus à bon marché. *Le flacon.* . . . . .   7 »

P. — Épilateur Nil. — Détruit instantanément sans douleur, les poils et duvets du visage et du corps ;
donne du velouté à la peau et ne présente absolument aucun inconvénient ; sert à régulariser le
dessin des sourcils trop fournis ou croisés sur le
nez. *Le flacon* . . . .   8 »

P. — Fards Thaïs (rouges et roses). — Simulent absolument la fraîcheur et le teint rose naturels ; pos-
sèdent de puissantes propriétés colorantes. *L'un* .   3 »

C.P. — Lait Calypso. — Donne une blancheur lactée à
la peau ; affermit les chairs, les tonifie ; donne du
satiné à l'épiderme ; fait disparaître les taches de
rousseur, lentilles, taches de son, la couperose,
les points noirs, le hâle de la mer, le masque de la
grossesse, etc. *Le flacon.* . . . .   5 »

P. — Parfums naturels Athéna. — On a l'illusion
complète qu'on sent les fleurs elles-mêmes. Parfums discrets, mais tenaces, préparés avec l'essence
même des fleurs. Parfums assortis (violette, lilas
blanc, jasmin). Recommandé : *Le bouquet Athéna.*
Le flacon. . . . .   3 »

P. — Pastilles Stentor. — Actuellement dénommées :
« Comprimés Stentor ». (Voir ce mot.) *L'étui* . . .   1 50

P. — Pâte Cardinal. — Donne, par des frictions, des
doigts effilés, fuselés, bien arrondis et pointus dans
le bout ; employée avec succès pour amincir le cou,
les chevilles, les oreilles, etc. *Le pot* . . . .   8 »

PRIX
fr. c.

P. — Pâte dentifrice Briséis. — Voyez aux *Dentifrices Briséis*. . . . . 3 »

P. — Poudre d'Aphrodite. — Stimulant pour la paresse des organes, l'impuissance. *Le flacon*. . . . . 6 »

P. — Poudre dentifrice Briséis. — Voyez aux *Dentifrices Briséis*. . . . . 3 »

P. — Poudre de riz Athéna. — Donne un très bel éclat au teint ; adhérente et invisible ; se prépare en blanc, rose et rachel. *La boîte* . . . . 2 »

P. — Précieux Comprimés. — Pour les soins intimes ; préserve des maladies contagieuses ; tonifie les organes et leur conserve la fermeté et la fraîcheur de la jeunesse. *Le flacon*. . . . . 4 »

Produits Athéna. — Voyez : *Crayons Athéna, Crème Athéna, Parfums Athéna, Poudre de riz Athéna, Savon Athéna.*

C.P. — Régénérateur Sémiramis. — Arrête, en quelques jours, la chute des cheveux ; active énergiquement leur croissance ; fait disparaître les pellicules **au** bout de trois applications ; tonifie le cuir chevelu, dégraisse, dessèche et aseptise le bulbe pileux ; est le meilleur préservatif contre toutes les affections du cuir chevelu. *Le flacon*. . . . . 8 »

Royal Bain. — Stimule, donne de la fermeté et de la vigueur ; donne à la peau une couleur blanche, lui communique de la douceur, du satiné, de l'éclat ; puissantes propriétés thérapeutiques : efface les rides, guérit les démangeaisons, boutons, etc. ; excellent préservatif contre l'obésité ; convient aussi bien pour les *bains partiels* que pour les *bains généraux.*

P. —   *Les 6 bains* . . . . 6 »

C.P. —   *Les 6 boîtes (36 doses).* . . . . 30 »

P. — Royale Brillantine. — Donne un lustre spécial très recherché ; rend les cheveux très souples et conserve indéfiniment la frisure des cheveux ; ne contient ni graisse, ni huile, ni glycérine, ni eau ; aseptise ; parfum discret. *Le flacon* . . . . 3 »

P. — Rosée d'Orient. — Donne au regard un charme infini, un éclat irrésistible, une fascination péné-

PRIX

fr. c.

trante, une beauté mystérieuse et enlaçante ; calme l'irritation des paupières, fait disparaître les stries, filets rouges du globe de l'œil, le gonflement qui se manifeste au-dessous des yeux. *Le flacon.* . . .   5 »

P. — Savon Athéna. — Ni irritant, ni caustique ; donne de la fraîcheur et du velouté à la peau ; fait disparaître les rougeurs, boutons, gerçures ; puissant antiseptique ; préserve des affections de la peau ; parfum suave et discret. *La boîte de 3 savons.* . .   4 50

P. — Sève Béatrix. — Donne aux cils et aux sourcils une teinte nette ; les rend soyeux, plus longs et les épaissit. *Le pot.* . . . .   5 »

P. — Shampoing Athéna. — Excellente préparation, très utile pour conserver aux cheveux et au cuir chevelu toute la propreté désirable et prévenir ainsi une foule de maladies qui s'accompagnent de l'alopécie ou chute des cheveux. *Le flacon.* . . . .   4 »

P. — Tonicine Phryné. — Permet l'accroissement des seins, gorge, etc.; arrondit toutes les formes du corps, leur donne de la fermeté et de la tonicité ; opère une métamorphose complète des bras, épaules, jambes, mollets, hanches, etc.; efface les rides ; fait disparaître les saillies osseuses. *Le pot.*   6 »

P. — Vinaigre Athéna. — Produit de toilette fort recommandable en présence des multiples mixtures sans aucune valeur, vendues sous le nom de vinaigres de toilette. *Le flacon* . . . .   3 »

N. B. — Tous ces produits sont en vente chez leurs fabricants respectifs, ou à la Société des *Produits Athéna*, 14 et 16, rue des Petits-Hôtels (X[e] arrondissement), Paris.

Pour éviter tout retard, adresser les demandes de renseignements et les commandes à cette dernière adresse (14 et 16, rue des Petits-Hôtels, à Paris).

Les expéditions par la poste sont faites franco.

Les envois par colis postal sont faits franco pour toute commande au-dessus de 30 francs. Pour les commandes inférieures, joindre 1 fr. 25 c. pour le port et l'emballage.

Les paiements sont acceptés en mandats ou bons de poste. On accepte les timbres français pour les petites commandes.

Éviter, autant que possible, de commander contre remboursement ; l'expédition est plus compliquée et souvent retardée ; de plus, on est obligé de majorer la facture de 0 fr. 70 c. par la poste et de 0 fr. 90 c. par colis postal.

Pour l'étranger, ajouter 0 fr. 50 c. pour les expéditions par poste et 2 francs pour les colis postaux.

TABLE ALPHABÉTIQUE

IMPRIMERIE CHAIX, RUE BERGÈRE, 20, PARIS. — 2236-2-03. — (Encre Lorilleux).

9 782019 943387